Kliniktaschenbücher

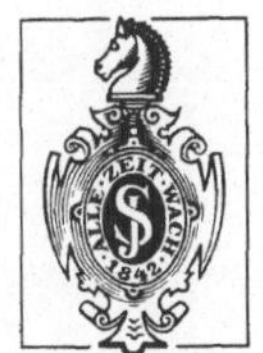

W. E. Hansen

Gastrointestinale Symptome

Pathophysiologie – Klinik – Diagnostik

Mit 33 Abbildungen und 12 Tabellen

Springer-Verlag
Berlin Heidelberg New York Tokyo 1984

Prof. Dr. med. Werner E. Hansen

II. Medizinische Klinik rechts der Isar der Technischen Universität München, Ismaninger Straße 22, 8000 München 80

ISBN-13:978-3-540-13102-1 e-ISBN-13:978-3-642-69511-7
DOI: 10.1007/978-3-642-69511-7

CIP-Kurztitelaufnahme der Deutschen Bibliothek
Hansen, Werner E.: Gastrointestinale Symptome : Pathophysiologie – Klinik – Diagnostik / W. E. Hansen. – Berlin ; Heidelberg ; New York ; Tokyo : Springer, 1984. (Kliniktaschenbücher)
ISBN-13:978-3-540-13102-1

2121/3140-543210

Für Ilse

Vorwort

Auf Anregung von studentischer Seite wurde der Schwerpunkt dieses Buches auf die Symptomatik gelegt und damit dem Bedürfnis nach „mehr Praxisbezug" Rechnung getragen.
Bei der Konzeption habe ich mich von der traditionellen Meinung leiten lassen, nach welcher Anamnese und körperlicher Befund für die diagnostische Strategie das entscheidende Gewicht besitzen und die technischen Untersuchungen der Bestätigung dienen. Am Anfang der Kapitel steht ein kurzer Abriß der Pathophysiologie, der zum Verständnis des jeweiligen Symptoms beitragen soll. Es folgt ein Abschnitt über die Klinik, in dem auf Gesichtspunkte der Anamneseerhebung und der körperlichen Untersuchung eingegangen wird; kurzgefaßte Beispiele wichtiger Krankheitsbilder schließen sich an. Danach wird die Diagnostik bei den jeweiligen Symptomen abgehandelt, z. T. in schematisierter Form. Zur Ergänzung des Textes finden sich ausgewählte Literaturangaben an den Kapitelenden.
Ziel der Darstellung ist, in geraffter, anwendungsbezogener Form die wesentlichen Kenntnisse über gastrointestinale Beschwerden und diagnostische Schlußfolgerungen zu vermitteln. Vieles wird daher in Übersichten und Tabellen zusammengefaßt. Andererseits ließen sich, um Zusammengehöriges klar und möglichst vollständig zu erfassen, Wiederholungen nicht vermeiden. Besonderes Gewicht erhielten sinnlich wahrnehmbare Merkmale: deshalb erfolgte auch die Aufnahme des Kapitels über dermatologische Veränderungen (Kap. 10) mit ausführlichem Bildteil, welche bisher in der deutschsprachigen gastroenterologischen Literatur weitgehend ausgespart blieben. Typische technische Befunde, z. B. im Rahmen der Röntgenuntersuchungen oder der Endoskopie, werden bewußt nicht gezeigt, sie können der Vielzahl der einschlägigen Lehrbücher entnommen werden.

Abschließend darf ich den Kollegen, die mich bereitwillig mit Bildmaterial unterstützten, sehr herzlich danken: Herrn Prof. Dr. Dr. S. Borelli, Direktor der Dermatologischen Klinik und Poliklinik der TU München; Prof. Dr. R. Pfister, ehem. Direktor der Hautklinik der Städtischen Krankenanstalten Karlsruhe; Prof. Dr. U. Ritter, Direktor der Poliklinik für Innere Medizin und Medizinische Klinik der Medizinischen Hochschule Lübeck; Dr. H. J. Vogt, Oberarzt der Dermatologischen Klinik und Poliklinik der TU München.
Besonderen Dank schulde ich auch dem Springer-Verlag für die freundliche Förderung.

München/Landau a. d. Isar, im Januar 1984 W. E. Hansen

Inhaltsverzeichnis

1 Schmerzen

1.1 Einleitung

Leibschmerzen gelten als das wichtigste Zeichen der gastrointestinalen Erkrankungen. Die diagnostische Bedeutung ist jedoch insofern eingeschränkt, als eine exakte Schmerzwahrnehmung nur von der Körperoberfläche bzw. dem Mund-/Rachenraum möglich ist. Die Empfindungen von den Eingeweiden sind dagegen ungenau und vieldeutig. Versuche, durch empirische Beobachtungen den Zusammenhang zwischen Baucherkrankungen und dem jeweiligen Schmerzerlebnis zu beschreiben, blieben aus diesen Gründen mehr oder minder anekdotisch [5]. Einen Fortschritt brachten die Erkenntnisse der Neurophysiologie. Wir wissen heute, daß die Wahrnehmung des Eingeweideschmerzes von verschiedenen Bedingungen abhängt, welche sich beim einzelnen Fall unterschiedlich ausprägen [3]. Die Kenntnis dieser Mechanismen des Schmerzes ermöglicht nicht nur die Lokalisationsdiagnostik, sondern auch Aussagen über die Entwicklung des jeweiligen Krankheitsbildes sowie über das Auftreten von Komplikationen.

In der Praxis unterscheidet man Schmerzen am Hals, am Thorax (vgl. Kap. 6), am Bauch sowie im Bereich des Kreuzbeins. Wichtig sind auch die Angaben über eventuelle Begleiterscheinungen. Bei den meisten Fällen läßt sich keine organische Ursache der Schmerzen ermitteln.

1.2 Pathophysiologie

Schmerzerregungen können von allen Eingeweiden, vom Peritoneum sowie von der Haut ausgehen. Je nach dem Ursprungsort und der Ursache kann der Charakter variieren. Eine wichtige Rolle spielen die Mechanismen der Schmerzübertragung sowie subjektive Faktoren bei der Schmerzwahrnehmung.

1.2.1 Schmerzerregung

Nach der geltenden Meinung werden Schmerzen durch freie Nervenendigungen wahrgenommen. Spezifische Rezeptoren, wie sie für andere Sinnesqualitäten bekannt sind, existieren wahrscheinlich nicht.

Die Auslösung von Schmerzempfindungen kann auf verschiedene Weisen erfolgen [1]. Bei den Eingeweiden ist die wichtigste Ursache die Dehnung oder Zerrung. Sind Hohlorgane betroffen, so spricht man beispielsweise von einer Kolik. Dehnungsschmerzen können auch von parenchymatösen Organen, wie z. B. der Leber, der Milz sowie den Nieren, ausgehen, bei denen die Kapsel innerviert wird. Auslösend ist eine rasche Parenchymschwellung. Langsame Organvergrößerungen, z. B. bei malignem Wachstum, erzeugen dagegen keine Schmerzen. Schmerzen aus entzündlicher Ursache entstehen wahrscheinlich durch die Einwirkungen von Gewebshormonen (Serotonin, Histamin, Prostaglandine ect.). Hierbei wird auch eine Senkung der Schmerzschwelle beobachtet (vgl. 1.2.3). Tumorschmerzen resultieren wahrscheinlich aus einer Schädigung der sensorischen Nerven im Rahmen des malignen Wachstums. Bei Schmerzen infolge von Durchblutungsstörungen gilt als Ursache die Anhäufung von Stoffwechselmetaboliten an den Nervenendigungen.

Schmerzempfindungen fehlen, wenn die Eingeweide geschnitten, komprimiert oder leicht gezerrt werden. Beispielsweise erzeugt die Schleimhautbiopsie im Rahmen der Endoskopie beim Patienten keinerlei Beschwerden.

1.2.2 Schmerzmechanismen

Nach dem pathophysiologischen Mechanismus unterscheidet man viszerale, übertragene und projizierte Leibschmerzen [4].

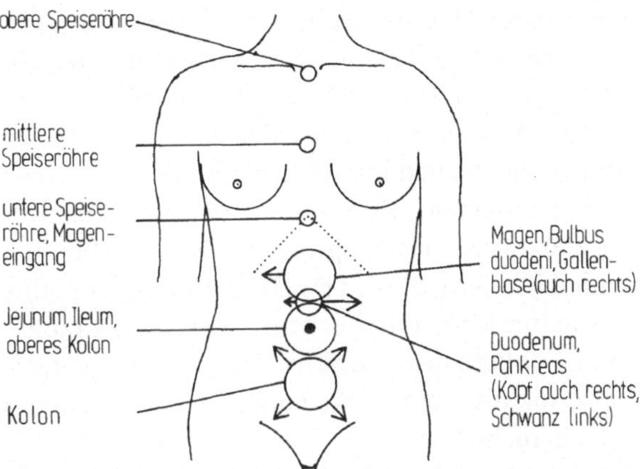

Abb. 1.1. Präsentationsorte von viszeralen Schmerzempfindungen. Ergebnisse, welche von gesunden Versuchspersonen durch Aufblasen von Ballonsonden oder elektrische Reizung erhalten wurden. In einzelnen Fällen waren erhebliche Abweichungen von diesem Schema festzustellen (Einzelheiten vgl. Text)

Viszeraler Schmerz

Schmerzen von den Eingeweiden können nur ungenau, krampfartig, bohrend und dumpf wahrgenommen werden. Man unterscheidet Schmerzen, die von den Organen und den zugehörigen Mesenterien ausgelöst werden (direkter viszeraler Schmerz) von solchen, welche von der parietalen Auskleidung der Körperhöhlen ausgehen (parietaler Schmerz). Diese Trennung ist insofern von Bedeutung, als die direkten viszeralen Schmerzen über den Sympathikus, im Sakralbereich und Brustraum auch über die Nn. pelvici bzw. über den Vagus geleitet werden, während die parietalen Schmerzen über oberflächliche Nervenbahnen zum Tractus spinothalamicus laufen und deshalb besser lokalisiert werden können und eine „hellere" Schmerzqualität haben.

Viszerale Schmerzen werden in der Regel ventral lokalisiert (Abb. 1.1). Aufschlußreich waren in diesem Zusammenhang Experimente, bei denen Versuchspersonen einen aufblasbaren Ballon durch ihren Magen-Darm-Trakt passieren ließen. Hierdurch wurde es möglich, gezielt Dehnungsreize auszuüben: Die Irritation der unteren Speiseröhre und des Mageneingangs wurde im Rippenwinkel

empfunden; lag der Ballon im Magen und Duodenum, so fanden sich die Schmerzen in der Oberbauchmitte; im Dünndarm bzw. oberen Kolon wurde die Nabelregion als Schmerzort angegeben; Irritationen vom Kolon wurden vorzugsweise um die Unterbauchmitte, jedoch auch im übrigen Abdomen und im Verlauf des Kolons wahrgenommen. Die Schmerzpunkte des Pankreas lagen bei isolierter elektrischer Reizung im Oberbauch. Hier zeigte sich ein Unterschied insofern, als der Pankreaskopf mehr rechts, der Pankreaskorpus in der Mitte und der Pankreasschwanz mehr links, evtl. auch im linken Unterbauch, empfunden wurden. Dehnungsreize der Gallenblase lokalisierten leicht narkotisierte Patienten in den Oberbauch (Mitte, rechts).
Kennzeichnend für den viszeralen Schmerz sind vegetative Begleiterscheinungen wie Übelkeit, Erbrechen, Blässe, Schweißausbruch und Tränen der Augen. Parietale Schmerzen können mit einer reflektorisch ausgelösten Bauchdeckenspannung einhergehen (Peritonismus). Existieren gleichzeitig Entzündungszeichen, so spricht man von Peritonitis.

Übertragener Schmerz

Stärkere Schmerzirritationen der Eingeweide führen zu einer Übertragung der Erregung in die zugehörigen Dermatome, Myotome und Sklerotome. Es kommt zu lokalen Hautschmerzen, zur Berührungshyperalgesie der Haut oder zur Druckhyperalgesie der Muskulatur und anderer tiefer Strukturen. Bei Hautsensationen spricht man auch von „Head-Zonen". Durch Übertragung dürften auch vegetative Symptome zustande kommen, wie Weit- bzw. Engstellungen der Gefäße, Schweißsekretion, Piloerektion und Dilatation der Pupille. Die neuronalen Mechanismen der Schmerzübertragung sind noch weitgehend unklar. Eine einfache Erklärung ist die Konvergenz-Projektions-Theorie, nach der viszerale und kutane Neurone sich im Rückenmark treffen und ihre Erregungen in gemeinsame spinothalamische Neurone übertragen. Es resultieren zentral Fehlempfindungen, wobei die Erregungen von den Eingeweiden scheinbar in den wesentlich besser lokalisierbaren Strukturen der Körperoberfläche wahrgenommen werden.
Für die Analyse eines Schmerzsyndroms ist die Kenntnis der zu den jeweiligen Organen gehörigen Head-Zonen nötig. (Zusammenstel-

Tabelle 1.1 Hyperalgetische Zonen bei Erkrankungen innerer Organe (Zusammenstellung nach verschiedenen Literaturangaben, vgl. [4]). Die Übertragung in die Dermatome C_3 und C_4 erfolgt über den N. phrenicus, der zusammen mit dem Zwerchfell ursprünglich am Hals angelegt war. (Schmerzlateralisation nach *r* rechts bzw. *l* links)

	Zervikal	Thorakal	Lumbal	Seite
	3 4 5 6 7 8	1 2 3 4 5 6 7 8 9 10 11 12	1 2 3	
Herz, Perikard	—	————		l
Pleura	—	———————		r/l
Aorta descerdens, Aortenbogen	—	—		
Aorta thoracalis		—		
Lungen	—	————		r/l
Speiseröhre		—————		
Magen	—	———		r/l
Leber/ Gallenwege	—	———		r
Pankreas	—	——		r/l
Dünndarm		———		r/l
Kolon		———		r/l
Nieren, Ureter		————	——	r/l
Adnexe		———		r/l
Peritoneum		——————		

lung s. Tabelle 1.1). Von praktischer Wichtigkeit ist die Übertragung in die Dermatome C_3/C_4. Hier werden Prozesse angezeigt, welche sich in der Nähe des Zwerchfells befinden. Bei Erkrankungen im Rektum kommt es in seltenen Fällen zur Übertragung in die Dermatome S_2–S_4 (nicht in Tabelle 1.1 eingezeichnet).

Die Dermatome verteilen sich am Rumpf parallel den Rippen. Th_6 erreicht dabei die ventrale Mittellinie am Rippenwinkel. Th_9 etwa

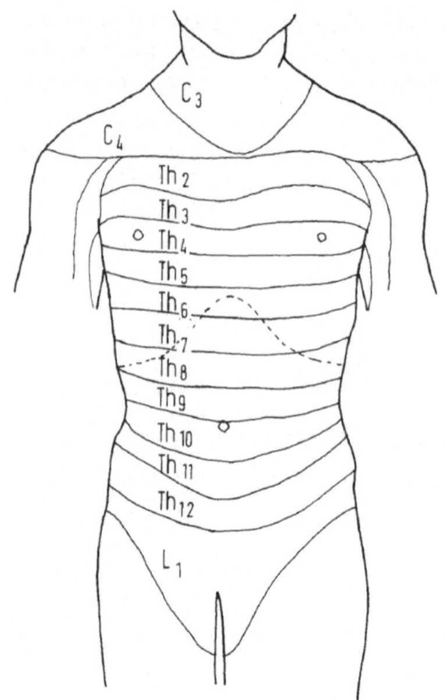

Abb. 1.2. Dermatome des Rumpfes. Starke Irritationen von den Eingeweiden führen zur Schmerzübertragung in die zugehörigen Dermatome, Myotome und Sklerotome (vgl. Tabelle 1.1). Die hyperalgetischen Zonen sind zumeist rund und betreffen mehrere Segmente. Projizierte Schmerzen von Spinalnerven folgen dagegen streng dem Segment

am Nabel und Th_{12} etwa im Symphysenbereich (Abb. 1.2). C_3 entspricht der kaudalen Halspartie, C_4 etwa der Schulter.

Projizierter Schmerz (Neuralgie)

Schmerzen entstehen nicht nur bei der Reizung von Nervenendigungen, sondern auch bei Irritationen der Schmerzbahnen bzw. deren Schaltstellen (Nerv, Ganglion, hintere Wurzel, Laminae des Hinterhorns, aufsteigende Rückenmarkbahnen, Thalamus). In der Gastroenterologie spielen besonders Reizerscheinungen von der Hinterwurzel des Spinalnervs eine Rolle, welche im Rahmen der Osteochondrose der Wirbelsäule oder – seltener – bei Raumforderungen auftreten können. Die Schmerzen werden exakt in die zugehörigen Dermatome projiziert (Abb. 1.2). Kennzeichen sind neben der Schmerzlokalisation auch die Abhängigkeit von Bewegungen in der Wirbelsäule sowie die Provokation beim Hustenstoß. Durch Husten wird kurzfristig der Liquordruck erhöht, was die Irritation am Spinalnerv verstärken kann.

1.2.3 Schmerzwahrnehmung

Die Intensität von Schmerzen kann sehr unterschiedlich empfunden werden. Eine gesteigerte Empfindlichkeit wird beispielsweise bei Angstzuständen, depressiven Verstimmungen oder einer Allgemeinerkrankung beobachtet. Hier kann es passieren, daß frühere Schmerzsymptome wieder auftreten und ggf. die Diagnostik erschweren. Glücksgefül, euphorische Zustände oder Ablenkung führen dagegen zu einer herabgesetzten Schmerzwahrnehmung. Viele Patienten klagen bei leichteren Schmerzen, daß sie tagsüber weniger beeinträchtigt werden, aber beim Schlafen gestört würden.
Durch eine lokale Entzündung kann die Berührungs- bzw. Druckschmerzempfindlichkeit des erkrankten Gewebes gesteigert werden. Diesem Befund kommt eine große praktische Bedeutung zu.

1.3 Klinik

Durch Analyse der Schmerzen ist es oft möglich, auf Krankheitsvorgänge an den gastrointestinalen Organen zu schließen. Einerseits bedeuten Schmerzen gleichsam eine Leitschiene zum Erkrankungsort, andererseits läßt sich an der zeitlichen Entwicklung der Krankheitsverlauf erkennen [1]. Beispielsweise besteht in der Initialphase einer *akuten Appendizitis* eine Erweiterung des Appendixlumens. Sie wird erkennbar an dumpfen, ventral um den Nabel lokalisierten viszeralen Schmerzen. Eventuell kommt es zu Übelkeit und Erbrechen. Durch die in der Folgezeit sich entwickelnde Entzündung wird die lokale Schmerzhaftigkeit bei Druck und Berührung gesteigert; darüber hinaus nehmen die Schmerzreize so stark zu, daß eine Übertragung in den rechten Unterbauch (Dermatome D_{11} und D_{12}) erfolgt. Schließlich treten peritoneale Reizerscheinungen an der Bauchwand auf: der Schmerz wird hell, brennend und am McBurney-Punkt lokalisierbar. Gleichzeitig spannt sich die zugehörige Muskulatur.
In ähnlicher Weise lassen sich die Vorgänge bei der Entwicklung einer *akuten Cholezystitis* anhand der Schmerzen verfolgen. Viszerale Schmerzen um die Oberbauchmitte zeigen, daß ein Stein in den Zystikus übergetreten ist und die Gallenblase sich erweitert. Durch eine beeinträchtigte Blutversorgung und weiteres Persistieren der Abfluß-

störung kommt es zu entzündlichen Veränderungen an der Gallenblase, was die Schmerzschwelle senkt. Es resultiert eine lokale Druckschmerzhaftigkeit sowie eine Übertragung der Schmerzen in den rechten Oberbauch und in die Schulterblattregion. Schließlich entzündet sich auch das parietale Peritoneum im Bereich der Gallenblase. Der Patient klagt über helle, exakt lokalisierte Schmerzen. Bei der Untersuchung findet man eine Abwehrspannung. Entzündungen der Hohlorgane lassen sich somit in 3 Stadien einteilen:

I. Erweiterung mit viszeraler Schmerzsymptomatik,
II. Entzündung, erkennbar an einer lokalen Druckschmerzhaftigkeit und einer Schmerzübertragung in die zugehörigen Dermatome,
III. Fortschreiten der Entzündung auf das Peritoneum parietale. Es resultieren helle, gut lokalisierbare Schmerzen mit erhöhter Bauchdeckenspannung.

Bei einer Neuralgie durch Irritation einer Nervenwurzel fehlt eine derartige Entwicklung der Schmerzsymptomatik. Das Kennzeichen ist hier die strenge Begrenzung der Schmerzen auf das Ausbreitungsgebiet des zugehörigen Dermatoms.
Aus dem Gesagten wird deutlich, daß bei jedem Patienten mit Leibschmerzen die Symptomanalyse entscheidend wichtig ist. Folgende Fragen sind dabei zu stellen:
- Lokalisation des Schmerzes?
- Entwicklung und Verlauf?
- Schmerzcharakter?
- Bedingungen der Schmerzauslösung?
- Begleitreaktionen?

1.3.1 Lokalisation des Schmerzes

Verschiedene Gesetzmäßigkeiten bestimmen den Zusammenhang zwischen dem Irritationsort und dem Präsentationsort von Schmerzen (vgl. 1.2). Für die Praxis hat es sich bewährt, am Bauch 9 und am Hals bzw. den Schultern 2 Areale abzugrenzen. Sie sind in Abb. 1.3 dargestellt. Ein wichtiger Gesichtspunkt ist dabei die jeweilige

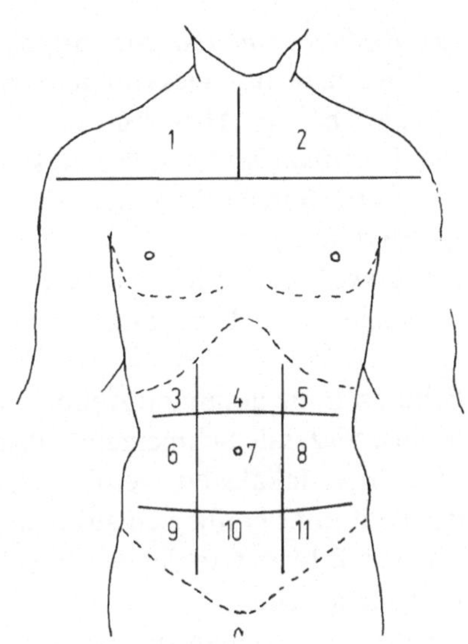

Abb. 1.3. Schmerzlokalisation bei gastrointestinalen Erkrankungen (Einzelheiten s. Text)

Schmerzausstrahlung. Im einzelnen haben die Schmerzareale folgende Bedeutung:

1) *Rechte Schulter/rechter Hals:* rechtes Zwerchfell, basale rechte Pleura, Leber, Gallenwege, Neuralgie C_3 oder C_4 (rechts).
2) *Linke Schulter/linker Hals:* linkes Zwerchfell, basale linke Pleura, Milz, Pankreasschwanz, Neuralgie C_3 oder C_4 (links).
3) *Rechter Oberbauch:* Gallenblase, rechtes Kolon, Neuralgie Th_7 und Th_8 (rechts).
4) *Oberbauchmitte:* Gallenblase, Magen, untere Speiseröhre, Duodenum, Pankreas, Kolon, Neuralgie Th_6–Th_8 (rechts oder links).
5) *Linker Oberbauch:* Magen, Pankreas, linkes Kolon, Milz, Neuralgie Th_7 und Th_8 (links).
6) *Rechter Mittelbauch:* Pankreaskopf, rechte Niere (Ausstrahlung nach inguinal), rechtes Kolon, Neuralgie Th_9 und Th_{10} (rechts).
7) *Mittelbauch:* Dünndarm, Pankreaskopf, Nabel, Aorta, Peritoneum, Kolon, Neuralgie Th_9 und Th_{10} (rechts oder links).
8) *Linker Mittelbauch:* linke Niere (Ausstrahlung nach inguinal), Pankreas, linkes Kolon, Neuralgie Th_9 und Th_{10} (links).

9) *Rechter Unterbauch:* Appendix, rechtes Kolon, terminales Ileum, rechte Beckenorgane, rechte Leistenbruchpforte, Neuralgie Th_{11} und Th_{12} (rechts).
10) *Unterbauchmitte:* Blase, Rektum (Schmerzen auch Kreuzbeinregion), übrige Beckenorgane, Neuralgie Th_{11} und Th_{12} (rechts und links).
11) *Linker Unterbauch:* Colon sigmoideum, linke Beckenorgane, linke Leistenbruchpforte, Neuralgie Th_{11} und Th_{12} (links).

Schmerzen im gesamten Abdomen finden sich bei der diffusen Peritonitis. Viszerale Schmerzen, z. B. aus funktioneller Ursache, können oft schwer lokalisiert werden. Die Differentialdiagnose gegenüber der Peritonitis ergibt sich aus dem vergleichsweise unauffälligen klinischen Bild mit fehlender Bauchdeckenspannung und normalen Darmgeräuschen.
Wichtig ist, daß man sich bei der Frage nach der Schmerzlokalisation vom Patienten genau den Schmerzort zeigen läßt und auf die begleitenden Handbewegungen achtet. Sie verdeutlichen oft die zeitliche Entwicklung oder die Ausstrahlung der Schmerzen.
Viszerale und übertragene Schmerzen betreffen rundliche Zonen, welche sich über mehrere Dermatome ausbreiten. Im Gegensatz dazu sind projizierte Schmerzen streng auf das entsprechende Dermatom begrenzt. Da in der Regel nur in einem Teilbezirk Schmerzen empfunden werden, muß der Patient nach der maximalen Schmerzausbreitung gefragt werden.

1.3.2 Entwicklung und Verlauf der Schmerzen

Für die Schmerzanalyse spielt die zeitliche Entwicklung eine wichtige Rolle. Ein plötzlicher Beginn bedeutet immer ein Alarmzeichen und legt die Möglichkeit einer chirurgisch zu behandelnden Erkrankung nahe, besonders bei einer Kombination mit Schock und Peritonitis (akutes Abdomen). Schmerzen, die über längere Zeiträume bestanden, sind dann bedrohlich, wenn der Charakter sich plötzlich ändert, z. B. infolge einer Perforation.
Aus dem Verlauf der Initialphase lassen sich oft diagnostische Schlüsse ziehen (s. folgende Übersicht).

1) Schlagartiger Schmerzbeginn
- Ulkusperforation
- Ruptur (Aorta, Speiseröhre, extrauterine Schwangerschaft, Abszeß)
- Infarkt (Bauchorgan, Herz, Lungen)
- Spontanpneumothorax

2) Rasche Schmerzentwicklung (Minuten)
- Organperforation, -strangulation
- Akute Entzündung (Pankreas, Gallenblase, Divertikel, Appendix, Lungen)
- Kolik (Galle, Ureter, Nieren)
- Ulcus pepticum
- Ektopische Gravidität
- Mesenterialinfarkt
- Hochsitzender Ileus

3) Allmähliche Schmerzentwicklung (Stunden)
- Akute Entzündung (Appendix, Gallenblase, Pankreas, Divertikel, Harnblase, Nierenbecken, Salpinx)
- Inkarzerierte Hernie, Ileus
- Harnverhaltung
- Drohender Abort, drohende Ruptur einer ektopischen Gravidität
- Ileitis terminalis, Colitis ulcerosa

Die Ursachen von chronischen, evtl. intermittierenden oder rezidivierenden Schmerzen sind Entzündungen, ulzerative Erkrankungen, Steinleiden, Durchblutungsstörungen oder Neoplasmen.

1.3.3 Schmerzcharakter

Viszerale Schmerzen werden dumpf, quälend, ungenau empfunden; übertragene und projizierte Schmerzen manifestieren sich im Gegensatz dazu hell, schneidender und besser lokalisierbar. Neben diesen allgemeinen Regeln kann man je nach der Ursache verschiedene Schmerzqualitäten unterscheiden:
Bei der *Kolik* findet sich eine veränderte Wandspannung als Schmerzursache. Die Patienten berichten über dumpfe, ziehende oder schneidende Schmerzen, welche wehenartig intermittierend auftreten. Durch die Tastuntersuchung können sich die Beschwerden ändern. Bewegungen der Bauchwand bei den Atemexkursionen werden nicht behindert.

Eine *Entzündung* im Bauchraum wird als Brennen wahrgenommen. Die Angaben der Patienten sind zumeist unpräzise. Darmgeräusche können vermindert sein. Bei einer peritonealen Reizung beobachtet man einen Erschütterungsschmerz.
Eine akute *intestinale Durchblutungsstörung* manifestiert sich als plötzlich einsetzendes, intensives Stechen. Im weiteren Verlauf wird eine diffuse Abwehrspannung sowie ein Sistieren der Darmgeräusche beobachtet.

1.3.4 Bedingungen der Schmerzauslösung

Bei der Beurteilung von Schmerzen kommt den Faktoren, welche die Beschwerde beeinflussen, oft ein entscheidendes Gewicht zu. Von Interesse sind in diesem Zusammenhang die Fragen nach der Abhängigkeit von der Nahrungsaufnahme bzw. der Ernährung, von der Darmentleerung, von der Miktion, von der Menstruation, von den körperlichen Bewegungen sowie von der Einnahme von Medikamenten.

Ernährungsfaktoren. Viele Patienten berichten über einen Zusammenhang ihrer Schmerzen mit dem Essen. So gelten Kohlgemüse, Zwiebeln, frisches Brot, Zitrusfrüchte oder Fett als „schwer verdaulich". Systematische Beobachtungen von Patienten mit verschiedenen Krankheiten wie Ulcus duodeni, Cholelithiasis oder Reizmagen haben keine Unterschiede im Vergleich mit Gesunden zeigen können. Eine spezifische diagnostische Bedeutung kommt somit diesen Angaben nicht zu.
In seltenen Fällen besteht eine *Nahrungsmittelallergie,* bei der nach dem Genuß von beispielsweise Obst oder Meerestieren kolikartige Schmerzen und Durchfälle auftreten. In der Regel kennen die Patienten die Ursache und meiden die unverträgliche Speise.
Einen diagnostischen Wert haben Angaben über den zeitlichen Zusammenhang von Beschwerden mit der Nahrungsaufnahme. Ein charakteristisches Zeichen des *Ulcus duodeni* ist der Nüchternschmerz, der auch in der Nacht auftritt und den Patienten aufwekken kann. Nach dem Essen verschwindet er schlagartig innerhalb weniger Minuten. Patienten mit Duodenalulkus haben deshalb oft

am Bett einen kleinen Vorrat von geeigneten Speisen. Beim *Ulcus ventriculi* gilt es als typisch, wenn ca. 5 min nach dem Essen Oberbauchschmerzen einsetzen. Kommt es während der Mahlzeit zu heftigen Schmerzen im Mittelbauch, welche für einige Stunden anhalten, so spricht dies für eine *Angina abdominalis*. Unterstützt wird diese Diagnose durch einen schmerzlindernden Effekt von Nitraten sowie durch das Vorhandensein von besonderen Risikofaktoren wie Hypertonie, Hyperlipoproteinämie oder Diabetes mellitus. Bei der Angiographie müssen mindestens 2 Hauptarterien stenosiert sein.

Es wurde bereits gesagt, daß Beschwerden nach dem Genuß gebräuchlicher Nahrungsmittel als unspezifisch gelten. Bei einigen Patienten können allerdings braunes, gebratenes Fett oder Kaffee Gallenkoliken begünstigen. Alkohol, mit der Ausnahme von Bier, soll, bei nüchternem Magen genossen, Schmerzen durch peptische Magen- und Duodenalulzera verstärken. Schmerzen im Rahmen eines Reizdarmsyndroms können 6–8 h nach dem Genuß von Rotwein verstärkt sein. Der Alkoholschmerz ist auch ein frühes Zeichen des Lymphoms. Patienten mit alkoholischer Pankreatitis berichten oft über eine Schmerzlinderung nach Alkoholgenuß, welche bis zu 24 h betragen kann.

Bei nichteuropäischen Rassen zugehörigen Personen findet sich öfter ein *Laktasemangel*. Etwa 1 h nach dem Genuß von Milchzucker, der in Milch und Milchprodukten enthalten ist, beginnen kolikartige Bauchschmerzen und Durchfälle. Die wichtigste Differentialdiagnose ist das Reizdarmsyndrom.

Von der Darmentleerung abhängige Beschwerden. Werden Schmerzen durch die Stuhlentleerung oder die Abgabe von Darmgas beeinflußt, so spricht dies für einen Kolonprozeß. Viel zu wenig ist bekannt, daß Kolonschmerzen auch im Oberbauch empfunden werden können (vgl. Abb. 1.3). Als Ursachen kommen M. Crohn, Divertikulose bzw. Divertikulitis oder ein Neoplasma in Betracht. Analschmerzen, welche durch die Defäkation provoziert werden, sind in der Regel harmlos. Die Ursache ist häufig eine Analfissur.

Körperliche Aktivität. Beschwerden, welche durch körperliche Bewegungen beeinflußt werden, legen den Verdacht auf eine Nerven- oder Muskelerkrankung nahe. Häufig ist die Ursache eine Irritation des Spinalnervs, welche zu einer Schmerzprojektion in das zugehörige Dermatom führt (vgl. Abb. 1.2). Ein charakteristisches Zeichen ist die Schmerzverstärkung durch Husten.

Miktion. Schmerzen, welche im Zusammenhang mit der Miktion auftreten, lassen in erster Linie an einen Harnwegsprozeß denken. Kolikartige Flankenschmerzen nach reichlicher Flüssigkeitszufuhr können ein Hinweis auf eine Harnabflußstörung mit beginnender Hydronephrose sein.

Menstruationszyklus. In der prämenstruellen Phase beobachtet man oft eine Zunahme von funktionellen Bauchbeschwerden, evtl. auch von Ulkusschmerzen. Wichtige Differentialdiagnosen sind die Endometriose sowie bei Schmerzen im Unterbauch organische Veränderungen am Uterus und den Adnexen.

Medikamente. Zahlreiche Pharmaka können zu Nebenerscheinungen an den Bauchorganen führen. Grundsätzlich sollte deshalb jeder Patient nach seiner Medikamenteneinnahme befragt werden. Eine Zusammenstellung wichtiger Assoziationen findet sich in Tabelle 1.2.

Tabelle 1.2. Mit Schmerzen einhergehende Erkrankungen durch Medikamente

Krankheit	Medikament
Ulcera ventriculi et duodeni, Erosionen	Analgetika, Antiphlogistika, Glukokortikoide
Pankreatitis	Diuretika, Azathioprin, Glukokortikoide
Kolitis	Antibiotika
Cholelithiasis	Clofibrat
Hämatom (M. iliopsoas!), Blutung	Antikoagulanzien

1.3.5 Begleitphänomene

Übelkeit, Brechreiz, Erbrechen, Durchfall, Verstopfung, Blutung, Aszites, Gelbsucht, Meteorismus, Flatulenz sind häufige Begleiterscheinungen von viszeralen Bauchschmerzen. Auf ihre diagnostische Bedeutung wird in eigenen Kapiteln eingegangen.

1.3.6 Körperliche Untersuchung

Die körperliche Untersuchung beginnt bereits beim ersten Kennenlernen: Liegt der Patient infolge seiner Schmerzen unruhig im Bett, so spricht dies für viszerale Schmerzen, z. B. für eine Kolik. Bei akuten Peritonitis werden Bewegungen vermieden, der Patient liegt still da. Bestehen eine Pankreatitis oder ein retroperitonealer Tumor, so nehmen die Patienten gern eine Schonhaltung ein, sie sitzen mit angezogenen Knien und pressen die vor dem Bauch verschränkten Arme ein.

Bei der *Inspektion* des Bauches sieht man Vorwölbungen durch Tumoren oder Hernien, eine vermehrte Peristaltik z. B. infolge Magenausgangsstenose sowie eine Zyanose im Rahmen einer schweren Pankreasnekrose (Cullen- bzw. Gray-Turner-Zeichen).

Die *Palpation* gilt der Beurteilung der Bauchdeckenspannung im Hinblick auf eine Reizung des Peritoneum parietale sowie dem Nachweis von Resistenzen bzw. Zonen isolierter Druckschmerzhaftigkeit (vgl. 1.2.3). Beim Gesunden lassen sich oft der Leberrand, die Nieren sowie das Colon sigmoideum tasten. Die Aorta wird an ihrer Pulsation erkennbar. Wichtig ist der Nachweis einer hydropisch vergrößerten Gallenblase: bei tiefer Inspiration wird sie mit dem Leberrand nach kaudal verschoben. Schmerzhafte Prozesse in den Bauchdecken werden durch Anspannen der Bauchmuskulatur, z. B. beim Aufrichten, deutlich.

Durch *Perkussion* lassen sich meteoristisch geblähte Darmschlingen, z. B. beim Ileus, sowie ein Aszites nachweisen. Für die Beurteilung von soliden Resistenzen kann manchmal die leise Perkussion helfen.

Die *Bauchauskultation* gilt dem Nachweis von Strömungsgeräuschen, z. B. beim Aortenaneurysma oder der Angina abdominalis. Beim Ileus bzw. Subileus ist die Beurteilung der Darmgeräusche sehr aufschlußreich. In der Initialphase sind sie lebhaft, hochgestellt; später können sie fehlen. In diesem Zusammenhang sei erwähnt, daß reflektorisch bei Koliken Darmgeräusche vermindert werden.

1.3.7 Wichtige Schmerzsyndrome

In der Praxis ist die Vielfältigkeit, mit der sich Bauchkrankheiten manifestieren, stets überraschend. Dies gilt im besonderen auch für die Leibschmerzen: sie können bei schwersten Erkrankungen fehlen, wie beispielsweise bei der akuten nekrotisierenden Pankreatitis; andererseits klagen Patienten oft über quälende Schmerzen, ohne daß eine organische Ursache gefunden werden kann. Durch die Kenntnis der Pathophysiologie ergibt sich die Möglichkeit, Schmerzsyndrome, trotz ihrer Variabilität, zu analysieren und auf die Ursache zu schließen. Im folgenden sollen deshalb für die Schmerzanalyse wichtige Gesichtspunkte kurz beschrieben werden.

Magen, Duodenum. Die Schmerzen lokalisieren sich in die Oberbauchmitte, die Schmerzübertragung erfolgt nach C_3/C_4 sowie Th_5–Th_9 (vgl. 1.2). Die Schmerzen werden durch veränderte Bewegungsabläufe bzw. eine gesteigerte Empfindlichkeit (Reizmagen) ausgelöst. Irritationen der Schleimhaut, z. B. durch ein Ulkus oder eine Gastritis, erzeugen nach geltender Ansicht keine Schmerzen. Beim peptischen Ulkus besteht oft ein Zusammenhang der Beschwerden mit der Nahrungsaufnahme. Eine gewisse Spezifität für das Ulcus duodeni kommt der Angabe von nächtlichen Schmerzattacken zu, von denen der Patient aufgeweckt wird und die nach Nahrungsaufnahme abklingen. Beim Magenulkus werden die Schmerzen oft nach dem Essen verstärkt. Angaben über die Häufung von Beschwerden im Frühjahr oder Herbst haben nur einen geringen Wert. Wichtiger ist die Analyse der Lebenssituation (Konflikte?), insbesondere im Hinblick auf ein Ulcus duodeni. Zur vollständigen Anamnese gehört auch die Frage nach Medikamentengebrauch (vgl. Tabelle 1.2).

Stets sollte man bei der Analyse von Magen- bzw. Duodenalbeschwerden an Komplikationen denken. Eine plötzliche Änderung des Schmerzcharakters spricht für eine Perforation. Eine Blutung erkennt man zuerst am Geruch; Erbrechen von alten Speisen spricht für eine Magenausgangsstenose, wobei durch die Magensalzsäure ein saurer Geschmack entsteht (ein bitterer Geschmack infolge der Beimengung von Galle schließt eine Ausgangsstenose aus). Die Ursache kann hier eine Entleerungsstörung als Folge eines peptischen Ulkus oder eines Neoplasmas sein. Viszerale Schmerzen durch ein Neoplasma manifestieren sich manchmal so diskret, daß sie kaum wahrgenommen, sondern mehr „geahnt" werden. Gerade bei älteren Patienten sollte deshalb auch bei geringen Beschwerden eine spezifische Diagnostik veranlaßt werden.

Dünndarm. Viszerale Schmerzen vom Jejunum und Ileum werden um den Bauchnabel, vom terminalen Ileum im rechten Unterbauch lokalisiert. Schmerzen werden in die Segmente Th_9–Th_{11} übertragen. Als Ursache kommen Entzündungen, z. B. bei einem Meckel-Divertikel oder einer Lamblieninfektion, Durchblutungsstörungen („Angina abdominalis") oder Passagestörungen durch Hernien, Briden bzw. Tumoren in Betracht. Oft sind Schmerzen im rechten Unterbauch das einzige Zeichen für einen M. Crohn.

Dickdarm. Die Schmerzen werden sowohl in der Mitte des Unterbauchs als auch im Dickdarm selbst mehr oder minder deutlich lokalisiert. Differentialdiagnostische Schwierigkeiten können bei Beschwerden vom Querkolon bzw. von den übrigen Oberbauchorganen entstehen. Schmerzen vom Rektum werden nach S_2–S_4 übertragen. Die häufigsten Ursachen sind Entzündungen (Appendizitis, Divertikulitis, Infektionen, Colitis ulcerosa. M. Crohn) sowie funktionelle Beschwerden („Reizkolon"). Wichtig sind für die Diagnostik die Begleitsymptome wie Stuhlunregelmäßigkeiten, Blutbeimengungen, Fieber etc. Bei Tumoren findet man neben den Schmerzen als weitere Symptome eine Anämie (rechtes Kolon) oder Blutungen und Stuhlveränderungen (linkes Kolon).

Gallenblase, extrahepatische Gallenwege. Viszerale Schmerzen werden um die Oberbauchmitte lokalisiert, eine Schmerzübertragung erfolgt nach C_3–C_4 und Th_5–Th_{10} (rechts). Die häufigste Erkrankungsursache ist die Steinbildung mit den verschiedenen Komplikationen

(Entzündung, Hydrops, Perforation, Verschluß des Choledochus, Pankreatitis etc.). Koliken sollen durch den Genuß von gebratenem Fett oder von Kaffee begünstigt werden.
Für die Diagnose der akuten Cholezystitis ist der Nachweis der Druckschmerzhaftigkeit wichtig. Am einfachsten geschieht dies durch Kompression der Bauchdecke rechts unterhalb vom Leberrand. Läßt man den Patienten dabei tief einatmen, so wird die Gallenblase mit der Leber nach kaudal gegen die Hand des Untersuchers verschoben, und durch die Kompression werden ggf. Schmerzen ausgelöst (Murphy-Zeichen). Oft wird auch bei der Perkussion des Sternums ein Erschütterungsschmerz provoziert.

Pankreas. Schmerzen von der Bauchspeicheldrüse werden als hell und schneidend empfunden, „als würde jemand ein Messer durch den linken Oberbauch stechen". Bei Entzündung des Pankreaskopfes lokalisieren sich die Schmerzen auch in den rechten Oberbauch oder in die Oberbauchmitte. Nur selten besteht ein Zusammenhang mit der Nahrungsaufnahme; manchmal wird eine Besserung nach Alkoholgenuß angegeben. Eine Schmerzübertragung in die linke Schulter (C_3, C_4) gilt als Zeichen einer Schwanzpankreatitis. Differentialdiagnostische Probleme kann eine schmerzlose Pankreatitis bereiten, die sich lediglich durch Komplikationen (Sepsis, Schock, Anurie) manifestiert. Bei genauer Anamnese finden sich meistens in der Initialphase die charakteristischen Schmerzen.

Nieren. Nierenschmerzen werden stets lateral empfunden, in den Nierenlagern, evtl. bei Ureterbeteiligung (Stein) auch in den Harnleitern mit Ausstrahlung bis in die Hoden bzw. großen Labien. Irritationen können vom Becken oder der Kapsel, z. B. durch eine entzündliche Schwellung bzw. eine akute Abflußbehinderung, ausgelöst werden. Bei der Palpation findet man eine isolierte Druckschmerzhaftigkeit. Differentialdiagnostische Schwierigkeiten ergeben sich häufig durch die Begleitsymptome wie Übelkeit, Brechreiz oder Erbrechen, die zunächst an eine Erkrankung des Gastrointestinaltrakts denken lassen.

Funktionelle Beschwerden. In der Praxis findet sich bei der Mehrzahl der Patienten mit Bauchschmerzen keine organische Erkrankung.

Die Ursache wird in diesen Fällen in psychologischen Faktoren gesucht. Die Schmerzen können im Hals und in der Speiseröhre (vgl. Kap. 6), im Oberbauch bzw. Magen („Reizmagen“), in den Gallenwegen („Dyskinesie“) sowie im Dünn- und Dickdarm („Reizdarm“) lokalisiert werden. Kennzeichen sind neben einer längeren Anamnese veränderte Beschwerden im Urlaub und der unbeeinträchtigte Schlaf. Beim Reizmagen berichten die Patienten manchmal über postprandiale Übelkeit, Meteorismus, Aufstoßen oder Durchfall. Charakteristische Symptome des Reizdarms sind Stuhlunregelmäßigkeiten mit Wechsel von Obstipation und Diarrhö; der Stuhl weist oft eine schafkotähnliche Form auf, evtl. mit Beimengungen von Schleim. Hinzu kommen Stuhldrang oder das Gefühl einer unvollständigen Darmentleerung. Für die Stellung der Diagnose bleibt eine sorgfältige Durchuntersuchung zum Ausschluß einer organischen Erkrankung die Voraussetzung. Nicht selten findet man als Ursache eine Lamblieninfektion oder eine Laktoseintoleranz.

Extraabdominelle Ursachen. Leibschmerzen können nicht nur von den Abdominalorganen ausgehen. Geläufig ist beispielsweise der „typische Ulkusschmerz“ beim Hinterwandinfarkt. Eine Zusammenstellung wichtiger extraabdomineller Erkrankungen, die sich durch Bauchschmerzen manifestieren, findet sich in folgender Übersicht.

Extraabdominelle Ursachen von Bauchschmerzen

---

1) Kardiovaskuläre oder pulmonale Erkrankungen
- Herzinfarkt, Perikarditis, Pneumonie, Embolie, Pneumothorax

2) Stoffwechselleiden
- Diabetes mellitus (Azidose)
- Hypertriglyzeridämie
- Akute intermittierende Porphyrie
- Hyponatriämie

3) Andere Ursachen
- Bleivergiftung
- Tabes dorsalis
- Schoenlein-Henoch-Syndrom
- Blutverlust

1.4 Diagnostik

Die Beurteilung von Leibschmerzen kann im einzelnen Fall wegen deren Vieldeutigkeit erhebliche Schwierigkeiten bereiten, so daß eine umfangreiche und aufwendige Diagnostik nötig wird. Die wichtigste Frage, die sich stets stellt, gilt dem lebensbedrohlichen Syndrom des „akuten Abdomens“, welches evtl. einen operativen Eingriff erforderlich macht. Im Zweifelsfall wird man deshalb den Patienten unverzüglich in die Klinik einweisen. Durch die sorgfältig erhobene Anamnese und den körperlichen Untersuchungsbefund lassen sich die möglichen Krankheitsursachen auf eine kleine Anzahl eingrenzen. Hier genügen dann für die Diagnose wenige, gezielte Ergänzungsuntersuchungen.

1.4.1 Wichtige technische Untersuchungsverfahren

Labortests

Blutbild. Leukozytose: akute Entzündung, Neoplasma; normochrome Anämie: chronische Entzündung, Neoplasma; hyperchrome Anämie: M. Crohn, bakterielle Fehlbesiedelung, Magenneoplasma bei chronisch atrophischer Gastritis. Hämoglobin, Hämatokrit: Blutverlust, Bluteindickung.

Urinstatus. Urolithiasis, Harnwegsinfekt.

Blutkörperchensenkungsgeschwindigkeit. Chronische Entzündung, Neoplasma.

Bilirubin, SGOT, SGPT, Cholestaseenzyme (alkalische Phosphatase, Glutamyltranspeptidase): Gallenwegserkrankungen, Lebererkrankungen.

Serumglukose, -amylase, -lipase. Akute Pankreatitis; Urinamylasebestimmung empfindlicher als Serumamylase.

Harnstoff-N. Kreatinin im Serum. Niereninsuffizienz (akutes Nierenversagen bei Pankreatitis oder Ileus; chronischer Analgetikaabusus, kombiniert mit peptischen Ulzera).

Kalzium im Serum. Hyperparathyreoidismus (Pankreatitis, peptisches Ulkus).

Positive Luesreaktionen im Serum. Lanzinierende Schmerzen bei Neurolues.

Blutnachweis im Stuhl. Schleimhautläsionen infolge Entzündung, Ulzeration oder Neoplasma (zumeist Kombination mit Anämie).

Porphyrinstoffwechselmetabolite im Urin und Stuhl. Porphyrie und Bleiintoxikation.

Röntgenuntersuchungen

Leeraufnahme des Abdomens (im Stehen, im Liegen). Spiegelbildung infolge Ileus; freie Luft unter Zwerchfellen, in Gallenwegen, Portalvene oder Retroperitonealraum bei Perforation; Verkalkungen (Gallenstein, Pankreatitis, arteriosklerotisches Aneurysma).

Computertomographie. Pankreatitis, freie Flüssigkeit (Perforation).

Angiographie. Durchblutungsstörungen (Ischämie), unklare Blutungen von mindestens 1–3 ml/min.

Hohlraumdarstellungen (Magenbreipassage, Kontrasteinlauf, Cholezystographie, Pyelographie). Organische Veränderungen bzw. Steinbildungen.

Thoraxröntgenaufnahme, Spezialaufnahmen der Wirbelsäule. Basale Pneumonie bzw. Veränderungen an der Wirbelsäule.

Endoskopische Untersuchungen

Ösophagogastroduodenoskopie. Lageanomalie, peptisches Ulkus, Neoplasma.

Endoskopische retrograde Cholangiopankreatikographie (ERCP). Entzündung, Steine, Neoplasma im Bereich der Gallenwege und des Pankreas.

Rektoskopie, Koloskopie. Entzündung, Neoplasma, Ischämie im Bereich des Rektums bzw. Kolons.

Laparoskopie. Porphyrie, Cholezystitis, Verwachsung, Neoplasma.

Sonographie

Darstellung von Gallenblase, Bauchspeicheldrüse, Nieren, Milz, Leber, Aorta, Organen des kleinen Beckens, Herz, Zwerchfell, Bauchdecken, Ergüssen, evtl. auch von Magen und verdickten Darmschlingen (M. Crohn). Nachweis einer isolierten Druckschmerzhaftigkeit.

Sonstige Verfahren

Peritoneallavage. Unklare Peritonitis, Blutung.

Technetiumszintigraphie. Ektopische Magenschleimhaut bei Mekkel'schem Divertikel.

1.4.2 Spezielle Diagnostik

Akutes Abdomen. Plötzliche, heftige Leibschmerzen, erhöhte Bauchdeckenspannung und Schock sind die Kennzeichen des akuten Abdomens; hierbei ist die dringliche Diagnostik in Zusammenarbeit mit dem Chirurgen erforderlich. Die wichtigsten Ursachen sind (Reihenfolge der Häufigkeit): Appendizitis, akute Cholezystitis, Ileus, Magen- bzw. Duodenalperforation, Durchblutungsstörungen. Nachfolgend findet sich eine Zusammenstellung der bei der Erstuntersuchung durchzuführenden Diagnostik. Die Gabe von Analge-

Dringliche Maßnahmen beim akuten Abdomen

Labor: Blutbild (Leukozyten, Hämoglobin, Hämatokrit), Blutzucker, Amylase (Serum bzw. Urin)

Röntgen: Abdomen leer im Stehen und im Liegen, Thorax

Sonographie

Weitere Möglichkeiten: Peritoneallavage, Angiographie, Endoskopie, gynäkologische Untersuchung

---

tika ist in der Initialphase kontraindiziert, um das Krankheitsbild für die Diagnostik zu erhalten. Erlaubt sind allenfalls Spasmolytika, z. B. Butylscopolamin i. v., welche bei Koliken wirksam werden und die so eine einfache Differenzierung ermöglichen.

Oberbauchschmerzen. Die wichtigsten Ursachen von Oberbauchschmerzen sind in der Reihenfolge der Häufigkeit: Gallensteine, Hiatushernie, Ulcus duodeni, Ulcus ventriculi, Magentumoren, chronische Pankreatitis [2]. Diagnostische Maßnahmen wie folgt:

Diagnostik bei Oberbauchschmerzen

Labor: großes Blutbild, BKS, Blutzucker, Amylase im Serum und Urin, Lipase im Serum. Leberserumwerte (Bilirubin, SGOT, SGPT, alkalische Phosphatase, γ-GT). Luesreaktionen

Sonographie

Endoskopie: Ösophagogastroduodenoskopie

Weitere Möglichkeiten: Röntgen der Gallenwege bzw. Ösophagus – Magen – Dünndarm; ERCP; Angiographie; Computertomographie; Aufnahme der Brustwirbelsäule; Koloskopie; Pankreasfunktionstests (Chymotrypsin im Stuhl, Sekretin-Pankreozymin-Test)
Porphyrinanalyse
Lamblien im Duodenalsekret bzw. Lamblienzysten im Stuhl

Schmerzen im Unterbauch. Bei Schmerzen im rechten Unterbauch sind die häufigsten Ursachen die Appendizitis und der M. Crohn. Im linken Unterbauch stehen neben funktionellen Beschwerden die Divertikelkrankheit sowie das Kolonneoplasma im Vordergrund. Differentialdiagnostisch muß auch immer an Erkrankungen der Unterleibsorgane gedacht werden. Diagnostische Maßnahmen wie folgt:

Diagnostik bei Unterbauchschmerzen

Labor: großes Blutbild, Blutzucker, BKS, Elektrophorese, Stuhl auf okkultes Blut (3mal) und pathogene Keime

Endoskopie: Dickdarm inkl. terminales Ileum

Weitere Möglichkeiten: Ösophagogastroduodenoskopie, Kontrasteinlauf, Angiographie, spezielle bakteriologische und serologische Untersuchungen (Yersinien, Campylobacter). Laparoskopie bzw. Probelaparotomie; Röntgenaufnahmen der Brust- bzw. Lendenwirbelsäule

---

Literatur

1. Bockus HL (1974) Symptomatology: Abdominal pain and discomfort. In: Bockus HL (ed) Gastroenterology, vol 1. Saunders, Philadelphia, pp 48–70
2. Hafter E (1978) Praktische Gastroenterologie, 6. neubearb. Aufl. Thieme, Stuttgart, S 100
3. Jänig W (1982) Viszeraler Schmerz – sympatisches Nervensystem und Schmerz. Diagnostik 15: 1123–1134
4. Janzen R (1969) Elemente der Neurologie. Springer, Berlin Heidelberg New York
5. Ortner N (1931) Körperschmerzen und ihre Differentialdiagnostik. Urban & Schwarzenberg, Berlin Wien

2 Erbrechen

2.1 Einleitung

Das Erbrechen gibt dem Organismus die Möglichkeit, als schädlich erkannte Speisen aus dem oberen Gastrointestinaltrakt zu entfernen. Daneben findet sich Erbrechen als Begleitreaktion aus verschiedenartigen Ursachen: in erster Linie gastrointestinale oder neurologische Störungen, darüber hinaus aber auch zahlreiche Allgemeinerkrankungen. Für die Diagnostik gewinnen gleichzeitig bestehende Symptome wie Schmerzen oder Schwindel besonderes Gewicht, weil sie Hinweise auf die Ursache des Erbrechens geben können. Während der Brechvorgang mit Würgen und – meistens – Übelkeit einhergeht, fehlen bei der Regurgitation diese Nebenerscheinungen: Es handelt sich hier um Reflux von Mageninhalt infolge Inkompetenz der Kardia.

2.2 Pathophysiologie

Erbrechen ist definiert als forcierter retrograder Transport von Mageninhalt durch die Speiseröhre und den Mund nach außen. Beim Brechvorgang sind die Muskulatur des Magens und Duodenums, die Atemmuskulatur und die Bauchmuskulatur beteiligt. Die Koordination erfolgt durch das Nervensystem, besonders den N. vagus, den N. phrenicus und die Interkostalnerven sowie das Brechzentrum in der Medulla oblongata. Brechreize können von Rezeptoren in den Eingeweiden, insbesondere Duodenum, Pharynx, Herz, Nieren, Gallenwege, Peritoneum, sowie von zentral in der Area postrema der Medulla oblongata und wahrscheinlich auch vom Kortex ausgehen. Kupfersalze und Staphylokokkentoxine gelten beispielsweise als

Brechmittel, welche über intestinale Rezeptoren wirken. Brechreize bei Digitalisintoxikation, Urämie oder Ketoazidose gehen dagegen von der Area postrema aus. Kortikale Reize spielen wahrscheinlich beim willkürlichen Erbrechen, bei der Seekrankheit sowie bei starken Schmerzen eine Rolle.

Die vielfältigen vegetativen Begleitsymptome, wie Hypersalivation, Bradykardie, Blutdruckabfall, Schwindel, Vasomotorenspasmus werden auf die anatomische Nähe der betreffenden Zentren zum Brechzentrum zurückgeführt. Die Bereitschaft, mit Erbrechen zu reagieren, kann sehr unterschiedlich sein. Bei älteren Menschen ist sie in der Regel geringer ausgeprägt.

Appetitlosigkeit oder Übelkeit sind häufige Vorzeichen des Erbrechens. Als Korrelat findet man eine Verminderung des Magentonus, der Magenperistaltik und der Magensekretion; gleichzeitig nimmt der Tonus des Duodenums zu, wobei Dünndarminhalt in den Magen verschoben werden kann. Verstärken sich die motorischen Reflexe, so kommt es zu Würgereiz und Erbrechen. Die treibende Kraft ist hierbei das Druckgefälle zwischen Magenlumen und atmosphärischer Umgebung, welches bis zu 100 mm Hg (~13 kPa) betragen kann. Nur selten wird eine Umkehr der Antrumperistaltik beobachtet. Magenkorpus und -fundus sowie die Speiseröhre, einschließlich

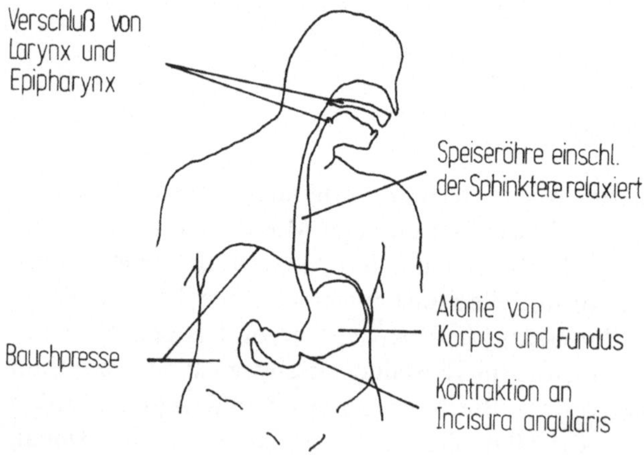

Abb. 2.1. Vorgänge beim Brechakt. Das Magenantrum und der obere Dünndarm werden spastisch kontrahiert, der Magenkorpus und die Speiseröhre einschließlich der beiden Sphinktere relaxiert (vgl. Text)

der Sphinktere, sind relaxiert. Der Druck wird durch das Zusammenspiel von Bauch und Atemmuskulatur erzeugt. Um ein Fließen des Mageninhalts nach aboral zu verhindern, kontrahiert sich der Magen an der Incisura angularis (Abb. 2.1).

2.3 Klinik

Erbrechen findet sich als Symptom bei verschiedenen Erkrankungen.

Ursachen von Erbrechen

---

1) *Gastrointestinale Erkrankungen*
   - Entzündungen: Hepatitis, Gastroenteritis, Pankreatitis, Cholezystitis/Cholangitis
   - Begleitsymptom bei viszeralen Schmerzen
   - Passagebehinderungen: Tumoren, Hernien, Verwachsungen, Volvulus
   - Nach Magenoperationen: alkalische Gastritis, Syndrom der zuführenden Schlinge
2) *Schmerzhafte Erkrankungen außerhalb des Gastrointestinaltrakts* (z. B. Myokardinfarkt, Nierensteinkolik)
3) *Erkrankungen des zentralen Nervensystems, erhöhter Hirndruck* (Meningitis/Enzephalitis, Hirntumor)
4) *Erkrankungen des Innenohrs*
5) *Intoxikationen, Überdosierung von Medikamenten*
6) *Gravidität* (Hyperemesis gravidarum)
7) *Endokrine – und Stoffwechselstörungen* (z. B. Urämie, Coma hepaticum, diabetische Azidose, M. Addison, Hypoparathyreoidismus)
8) *Psychogenes Erbrechen*

Hinweise auf die Ursachen lassen sich aus der Anamnese und dem körperlichen Untersuchungsbefund erhalten. Von Interesse sind Fragen nach dem Zusammenhang mit der Nahrungsaufnahme, nach dem Aussehen des Erbrochenen, nach Medikamenten, nach vorausgegangenen Bauchoperationen oder nach evtl. Begleitsymptomen wie Übelkeit, Schwindel, Schmerzen, Obstipation. Wichtig sind auch die möglichen Komplikationen, wie Aspirationspneumonie, Mallory-Weiss-Syndrom, Elektrolytentgleisung oder Ösophagusruptur.

2.3.1 Zeitlicher Abstand zur Nahrungsaufnahme

DasErbrechen hängt von der Füllung des Magens und des Darms ab. Für die Beurteilung sind daher Kenntnisse über die vorangegangene Nahrungsaufnahme aufschlußreich. Wird sofort nach dem Essen erbrochen, so spricht dies neben einer psychogenen Ursache für ein intrapylorisches Ulkus mit beeinträchtigter Antrummotorik. Tritt das Erbrechen später als 60–90 min nach einer Mahlzeit auf, denkt man an eine Magenausgangsstenose, z. B. durch ein Ulkusleiden oder ein Neoplasma. Selten beobachtet man diese Form auch bei Motilitätsstörungen nach Vagotomie oder diabetischer Neuropathie. Morgendliches Erbrechen (vor dem Aufstehen bzw. vor dem Frühstück) gilt als charakteristisch für Hyperemesis gravidarum und toxisch-metabolische Störungen, z. B. M. Addison, Urämie oder Alkoholismus.

2.3.2 Eigenschaften des Erbrochenen

Geruch. Material aus einem normal sezernierenden Magen hat einen charakteristischen säuerlichen Geruch. Bei Achylie fehlt dieser, sofern keine Entleerungsstörung vorliegt. Erbrochenes, welches in der Speiseröhre bzw. einem Zenker-Divertikel retiniert war, ist ebenfalls geruchlos. Ein fäkaler Geruch entsteht durch die Einwirkung von Bakterien. Er findet sich bei mechanischem bzw. paralytischem Ileus, gastrokolischer Fistel oder langzeitiger Retention von Speisen im Magen bei eingeschränkter Säurebildung, z. B. Magenkarzinom.

Nahrungsreste. In den ersten beiden Stunden nach dem Essen werden die Nahrungsreste durch den Magensaft zu feinem Chymus umgewandelt, wenn nicht, ist an eine Achylie zu denken: Das Erbrochene gleicht einer wäßrigen Aufschwemmung der aufgenommenen Speisen. Kennzeichen einer Magenausgangsstenose ist das Erbrechen von Speisen, die mindestens 60–90 min vorher gegessen wurden. Beimengungen von Galle beweisen in diesem Zusammenhang eine tiefer sitzende Stenose. Wird lediglich reichlich saurer Magensaft erbrochen, so spricht dies für eine Hypersekretion, z.B. im Rahmen eines Ulcus duodeni oder eines Zollinger-Ellison-Syndroms (meistens gleichzeitig Diarrhö).

Schleim. Erbrechen von schleimigem Magensaft gilt als Zeichen einer Gastritis oder eines Magenneoplasmas. Außerdem findet sich Schleim bei Hyperemesis gravidarum.

Galle. Die Beimengung von Galle, welche an der Schaumbildung, einer gelblichen oder grünlichen Farbe und am bitteren Geschmack erkannt wird, spricht für eine Durchgängigkeit des Intestinaltrakts bis mindestens zur Vater-Ampulle.

Blut. Das Erbrechen von Blut beweist eine blutende Schleimhautläsion und ist immer ein Alarmzeichen. Wichtig ist in diesem Zusammenhang die Feststellung des Zusammenhangs mit dem Brechvorgang: Frische Blutbeimengungen, die erst später im Verlauf des Erbrechens beoachtet werden, sprechen für eine Verletzung der Schleimhaut an der Grenze Speiseröhre/Magen (Mallory-Weiss-Syndrom) (weitere Einzelheiten s. Kap. 5).

Sonstiges. Selten werden Fremdkörper, Bezoare, Würmer oder Gallensteine erbrochen. Eiterbeimengungen sprechen für eine eitrige Entzündung bzw. einen Abszeß mit Drainage in den oberen Gastrointestinaltrakt.

2.3.3 Erbrechen ohne Übelkeit

In der Regel wird der Brechvorgang von dem Gefühl der Übelkeit begleitet. Diese kann jedoch beim Erbrechen von im Magen und in der Speiseröhre retinierten Speisen sowie beim zentral ausgelösten Erbrechen fehlen. Von besonderem Interesse sind hier auch die Medikamente mit zentralem Angriffspunkt (vgl. Tabelle Tabelle 2.1).

Tabelle 2.1. Erbrechen durch Medikamente

Wirkungsort	Medikamente
Zentrales Nervensystem	Digitalispräparate, Opiate, Östrogene, β-Rezeptorenblocker, Adrenalin, L-Dopa, Antibiotika
Oberer Gastrointestinaltrakt	Diuretika, Kupfer- und Eisenpräparate, Analgetika, Antibiotika, Expektoranzien, Aminophyllin, Zytostatika, Alkohol

2.3.4 Erbrechen und Schmerzen

Starke Schmerzreize, besonders von den Eingeweiden, können zu Erbrechen führen (vgl. Kap. 1). Aus den Schmerzen läßt sich oft auf die Ursache des Erbrechens schließen. Werden Oberbauchschmerzen nach dem Erbrechen gebessert, so spricht dies für ein Ulkus, eine Magenausgangsstenose oder eine Gallenrefluxgastritis; ein fehlender Effekt legt dagegen den Verdacht auf eine Pankreatitis oder eine hepatobiliäre Erkrankung nahe. Differentialdiagnostische Schwierigkeiten können beim Hinterwandinfarkt entstehen, wenn sich dieser durch Oberbauchschmerzen und Erbrechen manifestiert.

2.3.5 Erbrechen und Durchfall

Gleichzeitiges Auftreten von Erbrechen und Durchfall läßt in erster Linie an eine Erkrankung des gesamten Magen-Darm-Trakts denken, z. B. eine Entzündung infolge Infektion oder Intoxikation (vgl. auch Kap. 3).

2.3.6 Körperliche Untersuchung

Wegen der Vielzahl der möglichen Ursachen von Erbrechen muß jeder Patient gründlich körperlich untersucht werden. Beim Abdomen achtet man auf die Form. Eine Vorwölbung mit begleitender Vermehrung der Geräusche und sichtbarer Peristaltik spricht für eine Behinderung der Darmpassage. Wichtig ist in diesem Zusammenhang die Beurteilung der Bruchpforten zum Ausschluß einer Her-

nie; Operationsnarben legen den Verdacht auf Verwachsungen nahe. Fieber und erhöhte Bauchdeckenspannung kennzeichnen eine Peritonitis. Eine Gelbsucht oder eine Lebervergrößerung weisen auf eine hepatobiliäre Ursache des Erbrechens hin.
Zentrales Erbrechen wird durch eine Bewußtseinstrübung, neurologische Ausfälle, Stauungspapille oder Herzrhythmusstörungen (häufig Bradykardie) angezeigt. Nystagmus und Drehschwindel verweisen auf eine labyrinthäre Störung.
Bei Frauen im gebärfähigen Alter sollte stets durch eine gynäkologische Untersuchung eine Gravidität ausgeschlossen werden.

Komplikationen. Exsikkose der Zungenschleimhaut, Faszikulieren der Muskeln und Adynamie sprechen für eine Dehydratation bzw. eine Elektrolytentgleisung. Zeichen der Bronchitis oder Pneumonie mit Rasselgeräuschen geben Hinweise auf eine Aspiration. Anämie und Orthostase lassen an eine innere Blutung denken, z. B. durch einen Schleimhauteinriss (Mallory-Weiss-Syndrom).

2.3.7 Wichtige Ursachen von Erbrechen

Medikamente. Zahlreiche Medikamente können zum Erbrechen führen. Beispiele finden sich in Tabelle 2.1. Als Ursachen kommen eine Irritation des oberen Gastrointestinaltrakts oder eine Wirkung auf Rezeptoren im ZNS in Betracht, wobei in vielen Fällen der Angriffspunkt letztlich nicht geklärt ist. Neben einer Überdosierung mögen auch individuelle Faktoren eine Rolle spielen. In der Praxis ist die Unverträglichkeit von Digitalispräparaten das größte Problem; sie wird besonders bei älteren Menschen beobachtet, wo offenbar eine gesteigerte Empfindlichkeit sowie eine verzögerte Metabolisierung zusammenwirken. Anfangs klagen die Patienten über Appetitlosigkeit, später auch über Erbrechen, Herzrhythmusstörungen und Gelbsehen. Die Diagnostik wird bei unklaren Fällen durch die Möglichkeit der Bestimmung der Digitaliskonzentration im Blut erleichtert.

Magenresektion. Als Folge von Magenoperationen, bei denen der Pylorus entfernt, umgangen oder durchtrennt wurde, kann es mit einer Latenzzeit von Monaten zu einem Beschwerdebild mit galligem Erbrechen, welches etwa 10–15 min nach der Nahrungsaufnahme einsetzt, kommen. In einzelnen Fällen klagen die Patienten auch über Würgereiz bzw. Brechreiz morgens nach dem Aufstehen mit Übelkeit und Sodbrennen. Im Restmagen findet man eine Gastritis und Achlorhydrie. Als Ursache gilt der Reflux von Galle in den Magen *(alkalische Gastritis)*. Oft spielen auch psychische Faktoren eine Rolle.

Erbrechen nach Billroth-II-Resektionen kann die *Folge einer zu engen Anastomose* sein, z. B. in der Frühphase infolge Ödembildung oder auch als Dauerzustand. Charakteristisch ist das Fehlen von Galle beim Erbrochenen. In der Endoskopie bzw. Magenbreipassage findet sich eine Verengung der Anastomose auf weniger als 2 Fingerdurchmesser.

Selten ist nach Magenresektionen (Billroth II) oder einfacher Gastroenteroanastomose das *Syndrom der zuführenden Schlinge*. Infolge teilweiser Verengung der zuführenden Schlinge am Magen kommt es nach Mahlzeiten zu einer Retention von Galle und Pankreassekret. Die Patienten berichten über postprandiales Völlegefühl im Oberbauch, Brechreiz, Tachykardie und Schwindel, welches nach dem Erbrechen schlagartig verschwindet. Das Erbrochene ist dabei frei von Nahrungsbestandteilen, da das Essen zuvor in die abführende Schlinge entleert wurde. Kennzeichen dieser Erkrankung ist der Gewichtsverlust, da die Patienten wegen ihrer Beschwerden nichts mehr essen. Durch einen gesonderten Abfluß aus der zuführenden Schlinge in den Dünndarm (Braun-Anastomose) wird ein „Syndrom der zuführenden Schlinge“ vermieden.

Menière-Syndrom. Innenohrerkrankungen führen zu Schwerhörigkeit, Ohrensausen, Drehschwindel, Nystagmus und in manchen Fällen zum Erbrechen. Bei anfallsweisem Auftreten kann das Erbrechen ganz im Vordergrund stehen und den Verdacht auf eine gastrointestinale Ursache nahelegen. Die Klärung ist in diesen Fällen oft bereits durch die sorgfältig erhobene Anamnese möglich.

Arteria-mesenterica-superior-Syndrom. Bei dieser seltenen Erkrankung komprimiert infolge einer Anomalie die A. mesenterica superior das Duodenum von außen, was zu einer Obstruktion führt. Das

Kennzeichen ist Erbrechen, wobei die Beschwerden durch das Vorbeugen des Oberkörpers gebessert werden. In der Magenbreipassage bzw. Endoskopie zeigt sich eine Duodenalstenose mit Erweiterung des proximalen Duodenums und Magens.

Psychogenes Erbrechen. Erbrechen aus psychischer Ursache kann sich in verschiedener Weise manifestieren: am frühen Morgen, am Abend oder nach Mahlzeiten. Häufig besteht gleichzeitig ein Reizkolon. Weitere Begleiterscheinungen: Müdigkeit, Antriebslosigkeit, Libidoverlust, Anorexie, Schaflosigkeit. Der Übergang zur Anorexia nervosa ist ggf. bei jüngeren Frauen fließend. Die psychische Untersuchung ergibt oft eine latente Depression. Für die Diagnose ist der Ausschluß einer organischen Ursache des Erbrechens mittels gründlicher Durchuntersuchung nötig.

Komplikationen. Durch den Brechvorgang kann es zu Schleimhauteinrissen am Übergang Speiseröhre/Magen kommen *(Mallory-Weiss-Syndrom).* In typischen Fällen berichten die Patienten über Hämatemesis, die während des Erbrechens beginnt. Selten entstehen dabei massive, lebensbedrohliche Blutungen. Gefährlicher sind Rupturen der Speiseröhre, bei denen sich Mageninhalt in das Mediastinum und die Pleurahöhlen ergießt *(Boerhaave-Syndrom).*
Bei bewußtseinsgetrübten Patienten, z. B. Alkoholikern, muß mit der Aspiration von Mageninhalt in die Lungen gerechnet werden, besonders wenn beim Erbrechen eine Rückenlage eingenommen wird. Betroffen werden meistens der rechte Unterlappen und die Lingula. Selten kann es infolge Irritation durch Magensaft zu einem diffusen, lebensbedrohlichen Bronchospasmus kommen.
Bei längerdauerndem Erbrechen werden Elektrolytentgleisungen, Flüssigkeitsverlust und Störungen des Säure-Basen-Haushalts beobachtet. Ein typischer Befund ist die hypochlorämische Alkalose mit Hypokaliämie; entscheidend ist hier der Verlust von H^+-Ionen und Flüssigkeit mit dem Erbrochenen bei gleichzeitig verminderter oder fehlender Nahrungszufuhr. Es resultieren Adynamie, Obstipation und schließlich ein prärenales Nierenversagen.

2.4 Diagnostik

Aufgrund der vielfältigen Ursachen des Erbrechens kommen für die Diagnostik zahlreiche Untersuchungen in Frage. In den meisten Fällen läßt sich jedoch durch die Anamnese und den körperlichen Befund die Zahl der möglichen Erkrankungen eingrenzen, so daß lediglich eine kleine Zahl von gezielten diagnostischen Maßnahmen benötigt wird.

Basisuntersuchungen. In der Praxis hat es sich bewährt, bei jedem Patienten mit Erbrechen ein gleiches Minimalprogramm an technischen Untersuchungen durchzuführen:

Basisuntersuchungen bei unklarem Erbrechen

Weißes und rotes Blutbild, BKS (Entzündung, Blut oder Flüssigkeitsverlust)
Elektrolyte, Harnstoff, Kreatinin, Blutgase (Störungen des Elektrolyt- und Säure-Basen-Haushalts, prärenales Nierenversagen)
Amylase im Serum und Urin, evtl. Lipase (Pankreatitis)
Abdomenübersichtsaufnahme im Stehen (Ileus mit geblähten Darmschlingen und Spiegeln, Pankreasverkalkungen, Volvulus)
Stuhldiagnostik auf pathogene Keime, sofern gleichzeitig Durchfall besteht

Durch die Abdomenübersichtsaufnahme werden Ursachen ausgeschlossen, welche eine rasche chirurgische Intervention erforderlich machen. Außerdem sind Tests enthalten, welche eine Wertung der möglichen Komplikationen erlauben.

Ergänzende Untersuchungen. Je nach der vermuteten Erkrankung werden zusätzliche Tests benötigt: bei Verdacht auf Menière-Syndrom Funktionsuntersuchungen des Innenohrs; bei Intoxikation bzw. Medikamentenüberdosierung Giftbestimmungen in Blut, Magenspülwasser, Urin oder Stuhl; bei Gravidität der Schwangerschaftstest im Urin etc. Am häufigsten stellt sich die Frage nach einer gastrointestinalen oder zerebralen Ursache des Erbrechens. Maßnahmen, welche hier infrage kommen, wie folgt:

Ergänzungsuntersuchungen bei Erbrechen aus gastrointestinaler oder zerebraler Ursache

---

1) Gastrointestinale Ursache
- Magensonde zur Aspiration von Mageninhalt (Volumen, Speisereste)
- Leberserumwerte (Hepatitis, Cholangitis bzw. Cholestase)
- Sonogramm (Gallensteine, Nierensteine, Pankreatitis, Größe des Magens)
- Ösophagogastroduodenoskopie und Dünndarmuntersuchung mit löslichem Kontrastmittel (Stenose, Ulkus, Neoplasma)
- Kolonkontrasteinlauf bzw. Koloskopie (Stenose im Bereich Kolon/terminales Ileum)
- Weitere Möglichkeiten: Röntgen (Nieren, Gallenwege, Computertomographie, Angiographie)

2) Zerebrale Ursache
- Liquordruck, -zellen, -proteine, -farbe (Blutung, Entzündung, Neoplasma)
- Schädelröntgenaufnahmen (Verkalkungen, Massenverschiebung, ossäre Veränderungen)
- Elektroenzephalogramm (Stoffwechsel, Herde)
- Doppler-Sonographie der A. carotis (Durchblutung)
- Spezielle Röntgenuntersuchungen: Computertomographie, Angiographie
- Szintigraphie: herdförmige Veränderungen, Meningiom

Literatur

1. Davenport HW (1977) Physiology of the digestive tract, 4th edn. Year Book Medical Publishers, Chicago, pp 84–86
2. Feldman M, Fordtran JS (1978) Vomiting. In: Sleisenger MH, Fordtran JS (eds) Gastrointestinal disease: Pathophysiology, diagnosis, management, 2nd edn. Saunders, Philadelphia London Toronto, pp 200–216
3. Hill OW (1968) Psychogenic vomiting. Gut 9: 348–352

3 Durchfall

3.1 Einleitung

Von Durchfall spricht man, wenn täglich mehr als 3 Stühle abgesetzt werden oder wenn das durchschnittliche Stuhlgewicht 250 g/Tag übersteigt. Durchfall ist – ähnlich wie Erbrechen – für den Organismus eine Schutzeinrichtung, durch welche als toxisch erkannte Bestandteile des Chymus bzw. der Fäzes rasch eliminiert werden können. Darüber hinaus zeigt eine Diarrhö Störungen der verschiedenen Organe, welche bei den Verdauungsvorgängen beteiligt sind. Eine diagnostische Bedeutung gewinnen in diesem Zusammenhang Stuhlbeimengungen wie Fett, Blut, Schleim, Eiter. In der Praxis hat es sich bewährt, eine akute Diarrhö, welche meistens die Folge einer Infektion oder Intoxikation darstellt, von einer chronischen, über Monate und Jahre bestehenden Diarrhö sowie eine Stuhlinkontinenz zu unterscheiden. Stuhlinkontinenz liegt dann vor, wenn durch eine neurologische oder muskuläre Erkrankung die Kontrolle über die Entleerung von festem, flüssigem oder gasförmigem Darminhalt fehlt.

3.2 Pathophysiologie

Nach der geltenden Meinung ist Durchfall das Resultat eines gestörten Wasser- und Elektrolyttransports im Darm. Unter physiologischen Bedingungen erhalten im Verlauf von 24 h der Dünndarm 10 l und der Dickdarm 1 l Wasser (Abb. 3.1). Mit dem Stuhl werden lediglich 0,1 l abgegeben. Die Resorption dieser großen Mengen erfolgt passiv, aufgrund eines osmotischen Druckgradienten, welcher durch die Resorption der gelösten Nahrungsstoffe eingestellt wird.

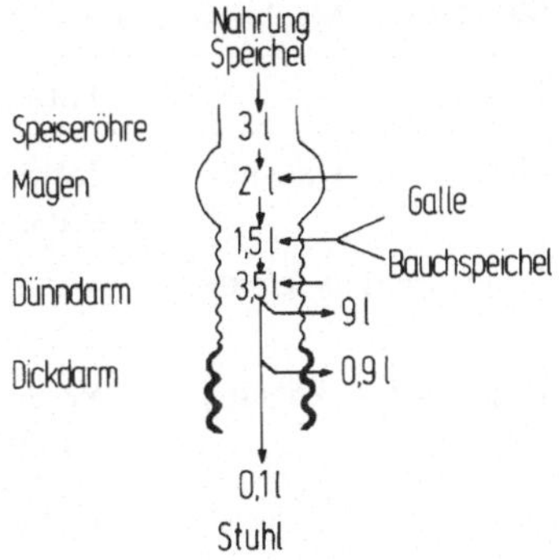

Nahrung
Speichel
Speiseröhre 3 l
Magen 2 l
Galle
1,5 l
Bauchspeichel
Dünndarm 3,5 l
9 l
Dickdarm 0,9 l
0,1 l
Stuhl

Abb. 3.1. Wasserbilanz im Gastrointestinaltrakt beim Erwachsenen. Durchfall ist die Folge einer vermehrten Zufuhr bzw. einer gestörten Absorption von Wasser

Der größte Teil wird deshalb auch im oberen Intestinaltrakt (Duodenum, Jejunum) aufgenommen. Im unteren Dünndarm und im Dickdarm finden sich zusätzliche aktive Transportmechanismen für Elektrolyte, welche einerseits Elektrolytverluste mit dem Stuhl vermindern und gleichzeitig durch einen osmotischen Gradienten die weitere Austrocknung des Chymus bzw. der Fäzes begünstigen.
Stuhl besteht zu 60–80 Vol.-% aus Darmbakterien. Die Stuhlkonsistenz richtet sich nach dem Gehalt an Wasser: sind weniger als 75% enthalten, ist die Konsistenz fest; bei 80% ist sie weich und geformt; bei 85% breiig und bei über 90% Wassergehalt ist die Stuhlbeschaffenheit flüssig [3].
Verschiedene Mechanismen können zu Durchfall führen (vgl. Tabelle 3.1). Je nach der zugrundeliegenden Erkrankung sind sie allein oder in der Kombination beteiligt.

Osmotische Diarrhö. Die Ursache ist eine erhöhte Konzentration von kleinmolekularen, nicht bzw. schwer resorbierbaren Substanzen im Darm. Zum Ausgleich des erhöhten intraluminalen osmotischen Drucks kommt es zu einer relativen Verschiebung von Wasser in den Dünndarm bzw. zu einer Hemmung der Austrocknung der Fäzes im linken Kolon. Die vermehrte Volumenfüllung des Darms bewirkt zusätzlich eine Beschleunigung der Darmpassage. Beispiele sind die Diarrhö beim Malabsorptionssyndrom bzw. beim intestinalen Disaccharidasemangel sowie die abführende Wirkung von nichtresorbierbaren Salzen, z. B. Karlsbader Salz. Bei der Malassimilation von Kalorienträgern enthält der Stuhl u. a. reichlich Milchsäure und Pro-

Tabelle 3.1. Mechanismen der Durchfallerkrankungen

Erkrankung	Pathomechanismus	Wirkung
Osmotische Diarrhö	Intraluminaler osmotischer Druck erhöht	Wasserabsorption gehemmt
Permeabilitätsdefekte	Verminderte Durchlässigkeit des Darms	Wasser- und Elektrolytabsorption gehemmt
Defekte des aktiven Transports	Verminderung der funktionsfähigen Enzyme für den aktiven Ionentransport	Wasser- und Elektrolytabsorption gehemmt
Sekretorische Diarrhö	Stimulierung der Adenylzyklase in den Enterozyten	Aktive Sekretion von Elektrolyten, dadurch Hemmung der Wasserabsorption
Motilitätsstörung	Beschleunigte Darmpassage	Hemmung der Wasser- und Elektrolytabsorption infolge kurzer Kontaktzeit

pionsäure sowie wenig Natrium; bei einer Kohlenhydratmalassimilation wird infolge Gärung der pH-Wert des Stuhls sauer. Kennzeichnend ist das Sistieren der Diarrhö nach 24stündigem Fasten.

Permeabilitätsdefekte. Ein massiver Umbau der Darmschleimhaut, beispielsweise bei Sprue oder Colitis ulcerosa, kann zu einer Permeabilitätsverminderung für Wasser, Elektrolyte, Harnstoff oder andere kleinmolekulare Substanzen führen. Ein ähnlicher Effekt wird wahrscheinlich auch durch eine erhöhte Konzentration von Gallensäuren im Kolon ausgeübt. Es resultiert eine verminderte Absorption von Wasser und Elektrolyten und ggf. eine wäßrige Diarrhö.

Defekte des aktiven Transports. Schwere Schleimhautschädigungen können zu einer Verminderung von funktionsfähigen Enzymsystemen für den aktiven Transport von Elektrolyten führen. Als Konsequenz entsteht eine Einschränkung der Flüssigkeitsresorption. Wichtige Beispiele für diesen Pathomechanismus sind durch Bakterien oder Viren ausgelöste Enteritiden. Bei der seltenen, angeborenen Chloridorrhö liegt aufgrund eines Enzymdefekts eine Störung der aktiven Choridresorption vor.

Sekretorische Diarrhö. Die Ursache ist eine vermehrte aktive intestinale Sekretion infolge der Aktivierung der Adenylzyklase:

Aktivatoren der Adenylzyklase in Enterozyten

- Bakterientoxine (Choleravibrionen, enteropathogene Kolibakterien, Staphylokokken, Shigellen, Klebsiellen etc.)
- Langkettige Fettsäuren
- Gallensäuren
- Prostaglandine
- Vasoaktives intestinales Polypeptid (VIP)

Daneben soll es auch Durchfallerkrankungen geben, bei denen zyklisches CMP, Calmodulin bzw. Azetylcholin als Mediatoren wirken. Die bekannteste sekretorische Diarrhö ist die Cholera, bei der täglich bis zu 20 l flüssigen Stuhls abgesetzt werden. Kennzeichen einer sekretorischen Diarrhö ist die Konstellation der Stuhlelektrolyte: Die Stuhlosmolarität wird etwa zur Hälfte durch Na^+- und K^+-Ionen eingestellt. Ein Zusammenhang mit der Nahrungsaufnahme besteht in der Regel nicht, vielmehr treten Durchfälle trotz Fasten und bei Nacht auf. Selten wird eine sekretorische Diarrhö durch eine gesteigerte passive Sekretion infolge Zirkulationsstörungen erklärbar.

Motilitätsstörung. Infolge einer beschleunigten Darmpassage kommt es zu einer Malassimilation bzw. zu einer verminderten Austrocknung im Kolon. Die Ursachen sind neurogene oder hormonelle Einflüsse. Häufig finden sich als Begleiterscheinungen Bauchbeschwerden. Infolge der verkürzten Einwirkung der Kolonflora erhält der Stuhl eine helle, gelbliche Farbe, weil die Umwandlung von Bilirubin zu dunkel gefärbten Metaboliten ausbleibt.

3.3 Klinik

Eine Vielzahl von inneren Erkrankungen manifestiert sich unter dem klinischen Bild des Durchfalls. Aus praktischen Gründen erfolgt die Unterscheidung zwischen „akuter“ und „chronischer“ Diarrhö. Eine akute Diarrhö bereitet in der Regel weniger Probleme, da sie mit symptomatischen Maßnahmen abheilt. Oft ist die Trennung jedoch nicht möglich oder nicht sinnvoll. So kann beispielsweise eine akute Diarrhö infolge Intoxikation oder Medikamentenunverträglichkeit bei andauernder Exposition als chronische Durchfallserkrankung verlaufen.

Wichtige Ursachen von Durchfall

---

1) *Akute Diarrhö* (Dauer bis 2 Wochen)
   - Infektionen (Viren, Bakterien, Parasiten)
   - Intoxikationen, Medikamente (vgl. S. 51)
   - Nahrungsmittelallergien (Milch, Ei, Fisch, Obst)
   - Strahlen (Röntgen-, Radiumbestrahlung)
   - Schub einer unspezifischen Entzündung
2) *Chronische Diarrhö, chronisch-rezidivierende Diarrhö* (Dauer länger als 2 Wochen)
   - Infektionen (Parasiten, Campylobacter, Yersinien)
   - Entzündungen (Colitis ulcerosa, kollagene Kolitis, M. Crohn, M. Whipple, Divertikulitis, innere Fisteln)
   - Neoplasmen (Kolonkarzinom, malignes Lymphom)
   - Maldigestion, Malabsorption (Dünndarm-, Pankreas-, Leber-, Gallenwegserkrankungen)
   - Endokrine und Stoffwechselstörungen (Diabetes, Urämie, Zollinger-Ellison-Syndrom, Hyperthyreose, Vipom, Karzinoid)
   - Systemerkrankungen (Sklerodermie)
   - Polyneuropathie
   - Enddarmerkrankungen, paradoxe Diarrhö
   - Funktionelle Störungen (Erregung, Nervosität, Reizkolon)
   - Operationsfolgen (Vagotomie, Gastrektomie, Pankreasresektion, Darmresektion)

Vom Durchfall nach der hier vorgelegten Definition sind fraktionierte Entleerungen von normal geformtem Stuhl zu unterscheiden, welche beim Reizkolon beobachtet werden. Stuhlinkotinenz bzw.

Schmierentleerungen finden sich bei Marasmus, neurologischen Störungen oder bei Enddarmerkrankungen (Entzündungen, Tumoren, Hämorrhoiden etc.). Vom Syndrom des „falschen Freundes" spricht man, wenn unwillkürlich an Stelle von Winden Stuhl abgeht.
Für die Beurteilung einer Diarrhö ist zuerst die Anamnese wichtig. Besonders zu beachten sind neben zeitlichen Faktoren auch Begleitsymptome und die Eigenschaften der Stühle. In manchen Fällen ist es vorteilhaft, wenn man die Patienten ein Nahrungs- und Stuhlprotokoll führen läßt.

3.3.1 Zeitliche Faktoren

Eine „akute Diarrhö" dauert definitionsgemäß weniger als 2 Wochen. Als häufigste Ursachen gelten Infektionen, Intoxikationen oder Nebeneffekte von Medikamenten. In der Regel sistieren die Durchfälle ohne spezifische Behandlung bzw. nach Absetzen der Medikamente. Eine exakte Diagnose wird in der Praxis selten gestellt.
Chronische Durchfälle mit einer Dauer von Monaten oder Jahren können eine Vielzahl von Ursachen haben.
Chronische Baucherkrankungen in der Kindheit können ein Hinweis auf eine Sprue sein, welche zeitweise symptomarm erscheint und beispielsweise im Erwachsenenalter exazerbiert. Ein primärer Laktasemangel oder Sukrase-Isomaltase-Mangel im Bürstensaum der Enterozyten sind weitere Beispiele für Durchfallerkrankungen, welche sich bereits im Kindesalter manifestieren. Erstaunlich sind bei diesen Fällen immer wieder die großen individuellen Unterschiede. Bei der zystischen Fibrose ist die Ursache eine Pankreasinsuffizienz. Ähnlich wie bei Antikörpermangelsyndromen finden sich neben den Durchfällen gehäuft Infektionen.
Morgendliche Durchfälle, bei denen die initiale Entleerung geformt erscheint, die folgenden aber breiig bzw. flüssig und denen während des übrigen Tages kaum weitere Stuhlabgänge folgen, kennzeichnen ein Reizkolon.

3.3.2 Nahrungsfaktoren

Eine Beziehung der Durchfälle zur Ingestion von Milch oder Milchprodukten läßt einen primären oder sekundären Laktasemangel vermuten. Patienten mit Steatorrhö berichten häufig über eine Zunahme ihrer Beschwerden nach fettreichen Mahlzeiten. Charakteristisch für die Diarrhö bei Überwucherung einer Mahlzeit mit Staphylokokken – z. B. Salaten, welche längere Zeit in der Wärme standen – sind explosionsartige Entleerungen etwa 1–2 h nach dem Essen. Wenn der Darm entleert wurde, ist der Patient symptomfrei. Selten sind Nahrungsmittelallergien, wobei es nach dem Genuß von Kuhmilch, Hühnerei, Fisch, Zitrus- oder Hülsenfrüchten (in der Reihenfolge der Häufigkeit) zu Leibschmerzen und zu einer massiven Darmentleerung kommt; danach ist der Patient symptomfrei.

3.3.3 Umgebungserkrankungen

Bei einer akuten Diarrhö spricht ein epidemisches Auftreten für eine Infektion oder eine Intoxikation. Chronische Durchfälle finden sich manchmal familiär gehäuft. Beschrieben wurde dies für folgende Erkrankungen: Sprue, Colitis ulcerosa, M. Crohn, Pankreasinsuffizienz, multiple endokrine Adenomatose, Kolonkarzinom.

3.3.4 Begleitsymptome

Eine Vielzahl von Durchfallerkrankungen geht mit Begleiterscheinungen einher, die im Einzelfall wertvolle Hinweise auf die Ursache geben können. Eine Zusammenstellung findet sich auch in Tabelle 3.2 sowie unter Abschn. 10.3.1, S. 151.

Erbrechen. Das gleichzeitige Auftreten von Erbrechen und Durchfall kennzeichnet eine akute Gastroenteritis infolge einer Infektion oder Intoxikation.

Schmerzen. Schmerzen können einen Hinweis auf den Erkrankungsort geben (vgl. Kap. 1). Beschwerden vom Dünndarm lokalisieren

Tabelle 3.2. Diagnostische Bedeutung von Begleitbefunden bei Durchfallerkrankungen (Nach [4])

Befund	Mögliche Diagnosen
Arthritis	Colitis ulcerosa, M. Crohn, M. Whipple
Hepatopathie	Colitis ulcerosa, M. Crohn, Leberfiliae bei Darmneoplasma, Amöbenabszeß
Fieber	Infektion, Lymphom, Colitis ulcerosa, M. Crohn
Eosinophilie	Parasitose, eosinophile Gastroenteritis
Lymphadenopathie	M. Whipple, Lymphom
Neuropathie	Diabetes, Amyloidose
Orthostase	Diabetes, M. Addison
Flush	Karzinoid
Proteinurie	Amyloidose
Peptische Ulzera	Zollinger-Ellison-Syndrom
Hyperpigmentierung	M. Whipple, M. Addison, Sprue
Ansprechen auf Glukokortikoide	Colitis ulcerosa, M. Crohn, M. Whipple, M. Addison, Sprue, eosinophile Gastroenteritis
Ansprechen auf Antibiotika	Tropische Sprue, M. Whipple, Blindsacksyndrom, Lambliasis

sich vorzugsweise um den Nabel, Beschwerden vom Kolon in die Mitte des Unterbauchs sowie in das Kolon selbst. Bei Befall des terminalen Ileums, z. B. im Rahmen eines M. Crohn, klagt der Patient über Schmerzen im rechten Unterbauch, etwa im Bereich des McBurney-Punkts. Tenesmen sprechen für eine Entzündung im Enddarm.

Gewichtsverlust. Eine Abnahme des Körpergewichts bei normaler oder gesteigerter Nahrungsaufnahme ist immer ein Zeichen für eine organische Ursache der Durchfallerkrankung. Ein gleichzeitiges Auftreten von Fettstühlen kennzeichnet eine Malassimilation. Weitere Ursachen sind die Hyperthyreose, chronische Darmentzündungen und Neoplasmen.

3.3.5 Stuhlbefunde

Die Stuhlinspektion erlaubt wichtige Rückschlüsse auf die Ursachen einer Durchfallerkrankung. Wenn möglich, sollte sie stets durchgeführt werden. Folgende Merkmale sind von Interesse:

Stuhlmenge. Wenige, voluminöse Stühle kennzeichnen eine Dünndarmerkrankung bzw. Pankreasinsuffizienz; häufige, kleine Stühle werden dagegen bei Dickdarmprozessen beobachtet.

Konsistenz. Je nach dem Gehalt an Wasser unterscheidet man geformte, breiige und flüssige Stühle (vgl. 3.1). Ein Kennzeichen des Reizkolons ist der Wechsel zwischen geformten und flüssigen Entleerungen. Breiige Stühle bei der Sprue schwimmen infolge ihres Fett- und Luftgehalts charakteristischerweise auf dem Wasser der Klosettschüssel.

Form. Der Durchmesser der Kotsäule ist durch die Erweiterungsfähigkeit der Analöffnung bedingt. Bei tiefsitzenden Stenosen aus entzündlicher oder neoplastischer Ursache erhält der Stuhl eine Bleistiftform. Kleine rundliche Skybala kennzeichnen die Entleerungen beim Reizkolon („Schafkotstuhl").

Farbe. Die Stuhlfarbe wird im wesentlichen durch den Gehalt an Urobilinogen bzw. Urobilin bestimmt. Die Umwandlung aus dem Bilirubin der Galle erfolgt durch die Einwirkung der Darmflora. Charakteristischerweise nehmen bei einer Durchfallserkrankung die Stühle infolge der verkürzten Kontaktzeit mit den Kolonbakterien eine helle gelbliche Farbe an. Eine weitere Determinante der Stuhlfärbung ist der Gehalt an Fleisch in der Nahrung, weil das enthaltene Hämoglobin und Hämatin in ähnlicher Weise wie Bilirubin abgebaut werden. Durch Spinat können die Stühle eine dunkelgrüne Farbe erhalten; eine dunkelbraune bis schwarze Farbe entsteht nach Genuß von Kaffee, Karamel, Rotwein, Heidelbeeren oder Schokolade. Differentialdiagnostische Probleme können schwarze Stühle bereiten, welche nach medikamentöser Therapie mit Tierkohle, Wismut- und Eisenpräparaten beobachtet werden, weil sie zunächst den

Verdacht auf Teerstühle infolge einer Blutung erwecken. Dunkelbraune Stühle entstehen bei hämolytischer Anämie infolge der verstärkten Bilirubinausscheidung. Acholische Stühle sind grau-weiß, da Bilirubin bzw. Urobilinogen fehlen.

Beimengungen. Blut im Stuhl weist auf eine Läsion der gastrointestinalen Schleimhäute hin und ist immer ein Alarmzeichen. Eine häufige Ursache sind blutende Hämorrhoiden, die sich im mittleren und hohen Lebensalter regelmäßig nachweisen lassen. Trotz vorliegender Hämorrhoiden sollte jedoch jeder Blutnachweis im Stuhl Veranlassung sein, nach einer weiteren Quelle im Magen-Darm-Trakt zu suchen. Angaben des Patienten, das Blut werde getrennt vom Stuhl abgesetzt, es sei hellrot oder es finde sich nur bei der Säuberung des Afters, besitzen keinen besonderen diagnostischen Wert.
Beimengungen von Schleim finden sich in der Form von Flocken oder Membranen. Sie entstehen durch die verstärkte Sekretion der Kolondrüsen. Die Ursache ist entweder eine Entzündung oder ein verstärkter Sekretionsreiz der vegetativen Nerven.
Eiter weist auf eine akute Entzündung hin, wobei entweder die Schleimhautoberfläche befallen ist oder eine Sekretion aus einem Abszeß bzw. einer Fistel an die Oberfläche erfolgt. Die gelben Flokken sind wertvoll für den Nachweis von Amöben.
Parasiten, insbesondere Würmer, werden selten makroskopisch im Stuhl erkennbar. Gelegentlich findet man weißliche Proglottiden bei einer Bandwurmerkrankung oder einen großen Spulwurm.
Unverdaute Speisereste im Stuhl, z. B. Tomatenhäute, Samen etc., beunruhigen manche Patienten, haben aber keinen besonderen Krankheitswert.

3.3.6 Körperliche Untersuchung

Die Mehrzahl der Patienten mit Durchfallerkrankungen erscheint in einem relativ guten Allgemeinzustand. Bei akuter Diarrhö kann durch reichlichen Flüssigkeitsverlust eine Exsikkose entstehen, die am einfachsten an der trockenen Zungenschleimhaut erkennbar wird. Weitere Zeichen sind niedriger Blutdruck, trockene Haut (die evtl. Falten bildet) sowie weiche Augäpfel.

Eine chronische Diarrhö infolge einer Dünndarmerkrankung bzw. Malassimilation kann durch die Ernährungsstörungen zu diversen Veränderungen an Haut, Schleimhäuten, Nervensystem und Nägeln führen: Trommelschlegelfinger etc., trockene, schlaffe Haut, Ödeme, Hautpigmentierungen, Ekchymosen, Glossitis, Fehlen von Reflexen infolge Polyneuropathie, Zeichen der Anämie, Zeichen der Hypokalzämie (Chvostek, Trousseau positiv) usw. Die Ausprägung ist unterschiedlich. Durchfälle infolge einer Dickdarmerkrankung führen seltener zu Allgemeinerscheinungen; am bedeutsamsten ist der akute oder chronische Blutverlust mit den Folgen von Anämie und Eisenmangel. Neoplasmen werden durch Lymphknotenvergrößerungen erkennbar (Inguinalregion, linke Halsseite). Große Tumoren des Magens, der Gallenblase, des Pankreas und des Kolon sind oft tastbar. Ähnliches gilt auch für die Leber; multiple, tastbare Knoten an der Leberoberfläche sprechen in erster Linie für Metastasen, zumal die Neoplasmen der Bauchorgane bevorzugt in die Leber absiedeln. Aszites kann durch eine Lymphangitis carcinomatosa entstehen und auf ein Neoplasma im Bauchraum hinweisen (vgl. Kap. 8). Besondere Beachtung sollte man bei der Untersuchung des Abdomens Operationsnarben schenken, weil sie auf Diarrhöen hinweisen, welche Operationsfolgen sind (Gallensäurenmalabsorption, Blindsacksyndrom, Vagotomie etc.). Bei der Tastuntersuchung werden erkrankte Organe an ihrer Schmerzempfindlichkeit erkennbar. Das Colon sigmoideum erscheint häufig als strangförmige Resistenz im linken Unterbauch; werden bei der forcierten Palpation die geklagten Beschwerden provoziert, so spricht dies für ein Reizkolon.

3.3.7 Wichtige Ursachen von Durchfall

Infektion

Nach verschiedenen Statistiken werden etwa die Hälfte aller akuten Durchfallerkrankungen durch Bakterien hervorgerufen. Es folgen in der Häufigkeitsskala Viren und schließlich Parasiten. In etwa ⅓ der Fälle läßt sich keine Ursache feststellen. In der Praxis werden selten die Erreger nachgewiesen, da die Patienten vielfach nicht zum Arzt gehen oder ohne spezifische Diagnostik symptomatisch therapiert werden. Wurmerkrankungen und Soorenteritiden gehen nur ausnahmsweise mit Durchfall einher.

Viren. Virusenteritiden spielen besonders bei Säuglingen und Kindern eine Rolle. Die wichtigsten Erreger sind Rotaviren und Norwalk-Viren. Letztere kommen auch bei Erwachsenen vor. Man schätzt, daß etwa ⅓ aller nicht durch Bakterien hervorgerufenen Enteritiden durch Norwalk-Viren ausgelöst werden. Oft treten Infektionen epidemisch in Familien, Schulen, Hotels auf, wobei als Übertragungsweg kontaminierte Muscheln oder Wasser diskutiert werden. Das klinische Bild ist ein leichter Brechdurchfall mit geringem Fieber über 2 Tage. Die Inkubationszeit beträgt 1–2 Tage. Die Bedeutung von Adenoviren, Caliciviren oder Astroviren als Auslöser von Enteritiden ist bisher unklar, auch deshalb, weil geeignete Nachweismethoden fehlen.

Bakterien. Es wurde schon darauf hingewiesen, daß Bakterien die häufigste Ursache von Enteritiden darstellen. Das klinische Bild weist große Unterschiede auf, was auf verschiedene Wirkungsmechanismen zurückgeführt werden kann [3]. Voraussetzung für die Wirkung ist offenbar die Eigenschaft, sich an der Darmoberfläche zu befestigen *(Adhärenz).* Dies wird bei Kolibakterien deutlich: Während sie in ähnlicher Weise Toxine bilden, sind nur diejenigen pathogen, welche zur Adhärenz befähigt sind. Eine weitere Eigenschaft betrifft die *Enterotoxizität;* hierbei stimulieren die gebildeten Toxine Rezeptoren an der Zelloberfläche und erzeugen durch Aktivierung zyklischer Nukleotide eine sekretorische Diarrhö (vgl. Übersicht, S. 39). Das bekannteste Beispiel ist die Cholera. Da dies der einzige Wirkungsmechanismus der Choleravibrionen ist, fehlen meistens in der Darmschleimhaut Zeichen der Entzündung oder des Umbaus. Enterotoxizität wurde auch in Stämmen von Clostridium perfringens, Shigella dysenteriae, Salmonella, enteropathogenen Koli, Enterobacter und Yersinia enterocolitica nachgewiesen. Bei Shigella dysenteriae findet man darüber hinaus ein Zytotoxin, welches eine Gewebezerstörung und massive Entzündung hervorruft. Ähnlich wirkt auch das Toxin von Clostridium difficile, wenn diese infolge einer antibiotischen Therapie im Übermaß wachsen und eine pseudomembranöse Kolitis hervorrufen (vgl. „Medikamente", S. 57). Eine *Invasion* kennzeichnet Bakterien, welche für ihre Wirkung erst die intestinale Zelloberfläche durchdringen müssen. Hierzu zählen Stämme von Shigella, Salmonella, Campylobacter, Escherichia coli, Yersinia, Aeromonas. Die Penetration der Bakterien bzw. der Bakterientoxine bestimmt auch das klinische Bild. Am ausgeprägtesten ist das Eindringen bei Salmonella typhi, wo eine Bakteriämie sowie schwere Allgemeinreaktionen mit Fieber, Koma, Exanthem, Splenomegalie gefunden werden; die enteritischen Erscheinungen sind vergleichsweise gering. Shigellen penetrieren nur gering. Im Vordergrund steht hier die massive Schleimhautläsion mit blutigen Stühlen.

In der Praxis sind diejenigen Darminfektionen bedeutsam, welche unter dem Bild der *Dysenterie* verlaufen. Es handelt sich hier um blutige Durchfälle, evtl. mit Beimengung von Schleim und Eiter. Die wichtigsten Erreger sind Shigella und Campylobacter, außerdem Salmonella, Yersinia, Vibrio parahaemolyticus und Entamoeba histolytica. Differentialdiagnostisch kommen andere mit blutigen Stühlen einhergehenden Durchfallerkrankungen in Frage, u. A. ischämische Kolitis, Colitis ulcerosa, Polyposen. Ein wichtiger Test ist der Nachweis von Leukozyten im Stuhl, evtl. nach Färbung mit Methylenblau. Reichliches Vorkommen von Leukozyten beweist eine ausgedehnte Kolitis. Vorwiegend *flüssige Durchfälle* kennzeichnen Infektionen mit Salmonella und Campylobacter, evtl. auch Yersinia, Vibrio parahaemolyticus und Clostridium difficile. Bei der Shigellenruhr wird häufig ein 2phasiger Verlauf beobachtet, mit anfangs vorwiegend flüssigen Entleerungen und anschließender Dysenterie.

Darminfektionen können bei gleichem Erregertyp unterschiedlich verlaufen. Ein eindrucksvolles Beispiel geben die Erkrankungen durch *Escherichia coli*. Entscheidend ist, wie gesagt, hier – neben der Resistenzlage des Patienten – die sehr variable Ausstattung mit Toxinen, so daß bei den meisten Erregertypen eine pathogene Wirkung fehlt. Die häufigsten Durchfallerkrankungen werden – bei ansteigender Tendenz – durch Salmonellen verursacht. Inzwischen sind hier mehr als 2000 Untertypen charakterisiert worden, von denen ca. 120 für den Menschen pathogen sind, u. a. S. typhi murium, S. enteridis, S. infantis, S. hadar, S. panama oder S. Heidelberg. Die wichtigste Infektionsquelle sind kontaminierte tierische Lebensmittel, z. B. Geflügel, Hackfleisch oder Feinkostsalate. Die Inkubationszeit beträgt etwa 8–36 h. Das klinische Bild hängt von der Enterotoxinbildung und der Invasivität der betreffenden Spezies ab; im Vorder-

grund stehen entsprechend vorwiegend wäßrige Durchfälle oder eine Dysenterie mit schweren Allgemeinsymptomen und Fieber. Der Erregernachweis erfolgt am einfachsten im Stuhl. Nach ca. einer Woche sind auch Antikörper im Blut zu finden, die jedoch einen untergeordneten diagnostischen Wert haben.
Besonderes Interesse finden in letzter Zeit Infektionen mit Yersinia und Campylobacter. Das klinische Bild der *Yersiniosen* zeigt große Variationen. Bei Adoleszenten erscheinen Infektionen unter dem Bild der „Pseudoappendizitis" mit Schmerzen im rechten Unterbauch infolge Entzündung des terminalen Ileums, Fieber bis 39 °C und Erbrechen. Differentialdiagnostisch kommt ein M. Crohn in Betracht. Bei Erwachsenen findet sich zumeist ein enteritisches Krankheitsbild mit flüssigen und blutigen Durchfällen. Selten sind septische Verlaufsformen. Manchmal beobachtet man mit dem Auftreten klinischer Erscheinungen Arthralgien und ein Erythema nodosum. Die Inkubationszeit beträgt 3–10 Tage. Der Übertragungsweg ist unbekannt. Der Erregernachweis erfolgt im Stuhl oder in infiziertem Gewebe, z. B. mesenterialen Lymphknoten. 7–10 Tage nach Krankheitsbeginn ist auch ein serologischer Nachweis möglich. Infektionen mit *Campylobacter* sind seit langer Zeit in der Tiermedizin, z. B. als Ursache des Verlammens bei Schafen, bekannt. Tiere, vorzugsweise Vögel und Hunde, scheinen auch für die Übertragung des Erregers auf den Menschen verantwortlich zu sein. Nach einer Inkubationszeit von 2–5 (–11) Tagen kommt es zur Enteritis mit Diarrhö (evtl. blutig, eitrig und schleimig), Bauchschmerzen sowie Fieber bis 40 °C. Befallen wird das Jejunum, evtl. auch das Kolon. Hier können differentialdiagnostische Schwierigkeiten mit der Colitis ulcerosa aufteten, zumal Infektionen mit Campylobacter unbehandelt über Wochen symptomatisch verlaufen. Die Diagnose erfolgt durch den Nachweis des Erregers im Stuhl, wozu allerdings Spezialverfahren nötig sind.
Tuberkulose des Darmtrakts wird nur noch selten beobachtet. Bei Befall des terminalen Ileums kann es infolge Gallensäurenmalabsorption zu Durchfall kommen.

Parasiten. In Mitteleuropa spielen Entamoeba histolytica und Giardia lamblia als Erreger von Durchfall die Hauptrolle. Selten sind Diarrhöen die Folge von Infektionen mit Balantidium coli, Trichuris trichiura (Peitschenwurm), Ascaris lumbricoides (Spulwurm), Ancylostoma duodenale (Hakenwurm), Trichinella spiralis (Trichine), Hymenolepsis nana (Zwergbandwurm). Im Gegensatz zu den viralen und bakteriellen Infektionen handelt es sich um chronische oder chronisch rezidivierende Durchfälle. Bei jeder Diarrhö, die länger als eine Woche dauert, sollte deshalb eine Parasitose erwogen werden.

Entamoeba histolytica findet sich in 3 verschiedenen Formen: Als vegetative Minutaform bzw. Trophozoit, als Zyste und als Magnaform. Allein die Magnaform führt zu Krankheitserscheinungen, weil sie in die Darmwand eindringt und dort Reaktionen hervorruft. Die Übertragung erfolgt oral durch Aufnahme reifer, 4kerniger Zysten mit kontaminiertem Wasser oder Lebensmitteln. Der Trophozoit lebt kommensal, ohne Symptome im Lumen des Kolons hervorzurufen. Er bildet die Zysten und sorgt auf diese Weise für die Verbreitung. Die Inkubationszeit beträgt in der Regel mehrere Wochen, die meisten Infektionen verlaufen asymptomatisch. Man unterscheidet eine Dysenterie mit charakteristischen blutig-schleimigen Stühlen, welche akut oder rezidivierend auftreten kann, von einer nichtdysenterischen Verlaufsform mit rezidivierenden Durchfällen, Obstipation, Flatulenz, Abdominalkrämpfen, evtl. begleitet von Müdigkeit, Anorexie und Gewichtsverlust. Selten sind lokalisierte Erkrankungen wie das solitäre Ulkus oder das Amöbom. Die Diagnose erfolgt in möglichst frischem Stuhl durch den Nachweis von Zysten oder Trophozoiten. Bei invasiver Verlaufsform ist auch ein serologischer Nachweis möglich.

Infektionen mit *Giardia lamblia* betreffen die Gallenwege und den Dünndarm, da der Parasit für die Kolonisation Galle benötigt. Man unterscheidet eine 2kernige vegetative Form, die allein pathogen ist, und Zysten, welche der Übertragung auf andere Wirte (Mensch, Tiere) dienen. Die Ansteckung erfolgt durch orale Aufnahme, zumeist mit dem Trinkwasser, die Inkubationszeit beträgt etwa 2 Wochen. Infiziert werden hauptsächlich Kinder, wobei die Mehrzahl der Erkrankungen symptomatisch verläuft: Im Vordergrund stehen Diarrhö, Leibschmerzen und Gewichtsabnahme. Weitere Beschwerden sind Blähungen, Übelkeit, Abgeschlagenheit. Selten dauert die Erkrankung länger als 3 Monate. Im Gegensatz zu anderen Parasitosen bleibt eine protektive Immunität. Ein charakteristischer Befund ist die Malabsorption, erkennbar beispielsweise am pathologischen Ausfall der Xylosebelastung. Sie entsteht durch die Besetzung der Dünndarmoberfläche mit Lamblien und einer gleichzeitig auftretenden, nach Therapie reversiblen Zottenatrophie. Die große Variation des klinischen Bildes läßt sich auf die unterschiedliche Virulenz des Parasiten und auf individuelle Faktoren des Wirtes zurückführen. Die Diagnose läßt sich durch den Nachweis von Zysten im Stuhl oder von Trophozoiten im Duodenalsaft sichern.

Reisediarrhö. Von den etwa 250 Mio. Touristen, die weltweit in jedem Jahr im Ausland unterwegs sind, erkrankt ein wesentlicher Prozentsatz an akutem Durchfall, bei Mexikoreisen bis zu 50%. Die häufigsten Erreger sind Escherichia coli (40–70%) und Shigella dysenteriae (5–20%), außerdem Campylobacter, Norwalk-Virus und Parasiten. Beschrieben wurden auch Mischinfektionen.

Medikamente

Zahlreiche Medikamente können zu Durchfällen führen:

Medikamente, die zu Durchfall führen können

Laxanzien	Chenosäure und andere gallensäurehaltige Medikamente (Ausnahme: Ursodesoxycholsäure)
Colchicin	Antibiotika
Cimetidin	Parasympathikomimetika
Indometacin	Biguanide
Antazida (mit Magnesiumoxid)	Prenylamin
Glykoside	Diphenylhydantoin
Zytostatika	
Diuretika	

An erster Stelle stehen die Laxanzien, deren Gebrauch nicht selten von den Patienten geleugnet wird. Ein Kennzeichen ist bei diesen Fällen – zumeist jüngeren Frauen – die Elektrolytentgleisung, besonders die Hypokaliämie.

Bei einer Antibiotikatherapie, beispielsweise mit Ampicillin, werden Durchfälle in der Regel ohne organisch faßbare Veränderungen beobachtet. Der genaue Pathomechanismus ist bisher nicht geklärt. Selten entsteht eine lebensbedrohliche pseudomembranöse Kolitis durch Überwuchern von Clostridium-difficile-Bakterien, welche durch Toxine die schweren Schleimhautveränderungen erzeugen. Begünstigend wirken ein schlechter Allgemeinzustand und eine hohe Dosierung der Antibiotika. Eine pseudomembranöse Kolitis kann während oder bis zu 6 Wochen nach Gabe aller gebräuchlichen Antibiotika mit der Ausnahme von Vancomycin und Aminoglykosiden auftreten, am häufigsten nach Lincomycin und Clindamycin. Begleiterscheinungen sind evtl. krampfartige Bauchschmerzen, Fieber, Leukozytose und Blutbeimengungen im Stuhl. Die Diagnose wird anhand des endoskopischen bzw. histologischen Befundes gestellt; ein Nachweis der Toxine von C. difficile ist nur in wenigen Labors zuverlässig möglich.

Choleretika können Durchfall induzieren, wenn sie Laxanzien oder Gallensalze enthalten.

Malassimilationssyndrome

Durchfälle können die Folge einer gestörten intraluminalen Verdauung von Kohlenhydraten, Protein bzw. Fett (Maldigestion) oder einer beeinträchtigten Resorption digestiver Endprodukte (Malabsorption) sein. Beide Funktionsstörungen werden zu dem Oberbegriff Malassimilation zusammengefaßt. Eine primäre Malabsorption wird durch das Fehlen einzelner Funktionen der Dünndarmschleimhaut ohne faßbare morphologische Veränderungen gekennzeichnet. Bei der sekundären Malabsorption gehen die Funktionsänderungen auf eine Reduktion der resorbierenden Dünndarmoberfläche zurück. Auf S. 53 befindet sich eine Zusammenstellung von wichtigen Ursachen (s. auch Übersicht S. 152).

Kennzeichen der Malassimilationssyndrome sind chronische, flüssige voluminöse Stühle (ohne Blut und Schleim) sowie ein Gewichtsverlust. Bei einer Malabsorption fehlen in der Regel Fieber und Schmerzen.

Man schätzt, daß etwa 5% aller Patienten mit chronischem Durchfall an einem Malassimilationssyndrom leiden. Die häufigsten Ursachen sind die Laktoseintoleranz sowie die Folgen von Magen- und Darmresektion.

Für die Diagnostik entscheidend sind neben der Dünndarmbiopsie verschiedene Funktionsprüfungen (vgl. 3.4). Als empfindlichster Test der Verdauungsfunktionen gilt die quantitative Fettausschei-

Ursachen der Malassimilation

---

1) Maldigestionssyndrome
- Pankreaserkrankungen mit exkretorischer Insuffizienz (Entzündung, Neoplasma, Resektion, zystische Fibrose)
- Gestörte Gallebildung (Verschlußsyndrome, intrahepatische Cholestase, primär biliäre Zirrhose)
- Intraluminale Gallensäurendekonjugation infolge bakterieller Überwucherung (Blindsacksyndrom, Divertikel, Fisteln, diabetische Polyneuropathie)
- Gallensäurenverlust (M. Crohn des Ileums, Ileumresektionen)

2) Malabsorptionssyndrome
- Primäre Malabsorptionssyndrome (Saccharose-Isomaltose-Intoleranz, Trehaloseintoleranz, Laktoseintoleranz, Enterokinasemangel, Hartnup-Erkrankung, Glukose-Galaktose-Intoleranz, Zystinurie, Tryptophanmalabsorption, Methioninmalabsorption, Lowe-Syndrom, Vitamin-B_{12}-Malabsorption, Abetalipoproteinämie)
- Sekundäre Malabsorptionssyndrome
- Erworbene Dünndarmerkrankungen (Sprue, M. Crohn, Hypogammaglobulinämie, M. Duhring, eosinophile Gastroenteritis, Mastozytose, Amyloidose, Lamblien oder andere Parasiten, Strahlenenteritis)
- Sonstige Dünndarmfunktionsstörungen (totaler oder partieller Verschluß der A. mesenterica superior, Lymphabflußstörungen bei Enteropathia lymphangiectatica, M. Whipple, intestinales Lymphom, proximale und distale Dünndarmresektion)

3) Gemischte Störungen von Digestion und Absorption
- Postgastrektomiesyndrom, Endokrinopathien, Sklerodermie, Erythematodes visceralis

---

dung im 72-h-Stuhl. Sie darf 7 g/Tag nicht überschreiten. Eine exkretorische Pankreasinsuffizienz wird am empfindlichsten mit dem Pankreozymin-Sekretin-Test erfaßbar; die Ausscheidung von Pankreozymin im Stuhl bzw. Pankreolauryl- und PABA-Test sind lediglich Suchtests. Durch den D-Xylose-Belastungstest wird die Resorption im oberen Dünndarm geprüft; der Schilling-Test (Vitamin-B_{12}-Resorptionstest) gibt Aufschluß über die Ileumfunktion. Mit dem Chromalbumintest erfolgt die Messung des enteralen Proteinverlustes. Mit dem ^{14}C-Glykocholat-Atemtest werden eine gesteigerte Dekunjugation von Gallensäuren bei bakterieller Überwucherung des Dünndarms oder ein enteraler Gallensäurenverlust erfaßbar. Der

H_2-Atemtest erlaubt die Bestimmung einer Kohlenhydratmalabsorption und die Messung der intestinalen Transitzeit.
Bei der *angeborenen Laktoseintoleranz* fehlt im intestinalen Bürstensaum teilweise oder vollständig das Enzym Laktase, was zu einer primären Malabsorption von Milchzucker führt. Die Häufigkeit dieser Störung beträgt in Mitteleuropa etwa 10%, bei den Farbigen in den USA sogar bis 75%. Nach dem Genuß von Milch oder Milchprodukten bekommen diese Personen Leibschmerzen, Durchfälle und Blähungen. Die Diagnose geschieht am einfachsten durch einen oralen Laktosebelastungstest oder durch die Bestimmung der Laktaseaktivität in Dünndarmbiopsien.
Bei der *chologenen Diarrhö* ist die Ursache ein vermehrter Übertritt von Gallensäuren in das Kolon, z. B. bei ausgedehnten Ileumresektionen oder Malabsorption. Gallensäuren führen in der Dickdarmschleimhaut zu einer Permeabilitätsstörung sowie zu einer Sekretion infolge Aktivierung der Adenylzyklase. Es resultieren wäßrige Durchfälle. Bei der dekompensierten chologenen Diarrhö kann der Gallensäurenverlust durch die Neusynthese in der Leber nicht ausgeglichen werden. Wegen des Fehlens von Gallensäuren kommt es zu einer Fettmaldigestion und Steatorrhö.
Das volle Bild eines sekundären Malabsorptionssyndroms mit Ernährungsstörungen findet man bei der *Sprue*. Es handelt sich um einen entzündlichen Umbau der Dünndarmschleimhaut mit Verlust des Zottenreliefs. Kennzeichen sind charakteristische, voluminöse, stinkende, grau-beige gefärbte, schaumige, fett-glänzende Stühle; evtl. besteht um sie herum ein Fettsee. Die Diagnose wird anhand der Dünndarmbiopsie gestellt sowie durch den Erfolg einer glutenfreien Ernährung. Beim *Morbus Duhring* (Dermatitis herpetiformis) findet man ebenfalls meist fleckförmig angeordnete Zottenatrophien, wobei die Haut- und Schleimhautveränderungen sich nach glutenfreier Kost zurückbilden (vgl. Kap. 10).

Endokrine Störungen

Selten sind chronische Durchfälle die Folge einer vermehrten Hormonbildung. Sie bleiben deshalb oft lange unerkannt. Die wichtigste Ursache ist die *Schilddrüsenüberfunktion,* die bei älteren Menschen monosymptomatisch verlaufen kann. Der Pathomechanismus der Durchfälle ist nicht geklärt, wahrscheinlich liegt eine Motilitätssteigerung der Darmmuskulatur vor. Die Diagnose erfolgt am einfachsten anhand der Schilddrüsenhormonspiegel und des TRH-Testes.

Eine chronische sekretorische Diarrhö findet sich beim Karzinoid, Gastrinom und Vipom. Das Kennzeichen des *Karzinoids* sind die Durchfälle begleitende krampfartige Bauchschmerzen, Teleangiektasien im Gesicht sowie Episoden von plötzlichen Hautrötungen (Flush). In der Frühphase fehlen in der Regel diese Symptome. Die Ursache ist ein zumeist im Dünndarm lokalisierter Tumor, welcher neben dem Serotoninstoffwechselprodukt 5-Hydroxyindolessigsäure vermutlich auch Substanz P, Prostaglandine oder Kinine bildet. Die Diagnose wird anhand der erhöhten Ausscheidung von 5-Hydroxindolessigsäure im Urin gestellt. Beim *Gastrinom* (Zollinger-Ellison-Syndrom) findet sich ein gastrinproduzierender Tumor, am häufigsten im Pankreas, selten in der Duodenalwand oder im Magen. Eine vermehrte Gastrinbildung wird auch bei einer G-Zellhyperplasie im Antrum sowie beim „Syndrom des belassenen Antrumrests" nach fehlerhafter Billroth-II-Magenresektion beobachtet.

Das Kennzeichen sind peptische Ulzera und (bei etwa 50% der Patienten) Durchfälle. Die Ursache ist die vermehrte Bildung von Magensäure, welche im Dünndarm nicht neutralisiert werden kann. Es resultieren Maldigestion, Steatorrhö und Diarrhö. Die Diagnose wird anhand des erhöhten Gastrinspiegels gestellt. Für den Nachweis eines Zollinger-Ellison-Syndroms werden die erhöhte Säurenüchternsekretion, die über 60% der stimulierten Sekretion beträgt, sowie der Sekretintest herangezogen. Eine G-Zellhyperpalsie wird histochemisch in Schleimhautproben aus dem Anrum ventriculi festgestellt. Das *Vipom* (pankreatische Cholera, Verner-Morrison-Syndrom) ist gekennzeichnet durch eine vermehrte Bildung von vasoaktivem intestinalem Polypeptid (VIP) infolge von Tumoren im Pankreas oder Grenzstrang. Ähnlich wie bei der Cholera resultieren Exsikkose und Hypokaliämie. Die Magensäuresekretion ist in der Regel vermindert. Die Diagnose wird anhand des erhöhten Plasmaspiegels von VIP gestellt. Bei etwa ⅓ aller *medullären Schilddrüsenkarzinome* findet sich eine sekretorische Diarrhö. Inwieweit hier Prostaglandine oder andere Hormone eine Rolle spielen, ist bisher unklar.

Paradoxe Diarrhö bei Obstipation

Bei spastischer Obstipation können „paradoxe Durchfälle" auftreten; die im Enddarm liegenden harten Kotmassen reizen die dortige Schleimhaut zu vermehrter Sekretion. Es resultieren explosionsartige, teils schleimig-flüssige, teils feste Entleerungen, die oft als Durchfall verkannt werden. Betroffen sind v. a. ältere Menschen.

Reizkolon

„Reizkolon" (irritables Kolon, spastisches Kolon, Colica mucosa, funktionelle Diarrhö) wird in der Praxis bei etwa der Hälfte aller Patienten mit Bauchbeschwerden diagnostiziert; es ist damit die häufigste gastrointestinale Beschwerde.

Das klinische Bild kann stark variieren. Bei manchen Fällen stehen spastische Beschwerden mit Obstipationsneigung, schafkotartigen Stühlen und krampfartigen Kolonschmerzen im Vordergrund, während bei anderen lediglich gehäufte dünne Stühle, evtl. mit Beimengung von Schleim festgestellt werden. Oft besteht ein Wechsel zwischen Durchfall und Verstopfung. Als Ursachen werden neben psychischen Faktoren eine ballaststoffarme Ernährung diskutiert. Kennzeichen ist das Fehlen von organischen Veränderungen. Für die Diagnose „Reizkolon" ist deshalb der Ausschluß anderer möglicher Erkrankungen nötig. Der Nachweis abnormer myoelektrischer Wellen bzw. einer verlängerten postprandialen Kontraktionsantwort des Kolons hat bisher keine diagnostische Bedeutung. Die wichtigsten Differentialdiagnosen sind Laktosetoleranz und Lambliasis.

3.4 Diagnostik

3.4.1 Akuter Durchfall

Eine akute Durchfallerkrankung als Folge einer Infektion oder Allergie bedarf außer der Erhebung von Anamnese, Befund und ggf. der Besichtigung des Stuhls in der Regel keiner besonderen Diagnostik. Die Beimengung von Blut sowie Fieber sind Alarmsymptome und erfordern immer eine Klärung. Beim Auftreten von Umgebungserkrankungen oder bei besonderen Fragestellungen können ggf. bakterielle Untersuchungen des Stuhls veranlaßt werden. Nach starken Flüssigkeitsverlusten sind Dehydratation, Elektrolytentgleisung sowie prärenales Nierenversagen mögliche Komplikationen. Bei Verdacht sollten deshalb im Serum Elektrolyte und harnpflichtige Substanzen gemessen werden.

3.4.2 Chronischer Durchfall

Im Gegensatz zur akuten Diarrhö muß beim chronischen Durchfall stets nach der Ursache gesucht werden. Anamnese, körperlicher Befund einschließlich rektaler Untersuchung und Stuhlinspektion erlauben meistens eine Verdachtsdiagnose, wodurch die Anzahl der technischen Untersuchungen eingegrenzt werden kann. Trotzdem hat es sich bewährt bei jedem Patienten mit chronischem Durchfall ein gleiches Minimalprogramm von diagnostischen Maßnahmen durchzuführen:

Basisuntersuchungen bei chronischem Durchfall

Blut: Blutbild (Hämoglobin, Hämatokrit, Färbeindex, Leukozyten, Differentialblutbild inkl. Eosinophile); Elektrolyte (Na^+, K^+; Ca^+; Cl^-), Harnstoff bzw. Kreatinin, Gesamteiweiß und Elektrophorese, Blutsenkung; fakultativ: Amöben- und Yersinienserologie

Stuhl: Gewicht; Fett; pH; 3mal okkultes Blut; Phenolphthaleintest; 2mal pathogene Keime inkl. Campylobacter, Wurmeier, Zysten von Amöben und Lamblien

Proktoskopie, Rektoskopie: Rektumbiopsie; evtl. Abstrich auf Leukozyten und Amöben untersuchen

Verdacht auf osmotische Diarrhö: Natrium, Kalium, Osmolarität im Stuhlwasser

---

Durch das rote Blutbild werden eine Anämie infolge Blutung, Eisenmangel bzw. Vitaminmangel oder eine Hypovolämie erkennbar; Leukozytose oder erhöhte BKS weisen auf eine gravierende Entzündung oder (seltener) Neoplasie hin. Elektrolyte und harnpflichtige Substanzen zeigen einen Elektrolytverlust infolge massiver Diarrhö oder beispielsweise Laxanzienabusus sowie eine prärenale Niereninsuffizienz; Hypokalzämie und Verminderung von Albumin zeigen eine Malabsorption an (weitere Parameter sind: Eisen, Cholesterin, Vitamin A, Quick-Test).

Ein mittleres tägliches Stuhlgewicht von 150 g schließt eine gravierende Durchfallerkrankung aus, insbesondere auch eine Malassimilation; liegt das Stuhlgewicht über 400 g, so gilt dies als sicher pathologisch, 250–400 g gelten als Verdachtsbereich. Ein pH-Wert unter 5 gibt einen Hinweis auf eine Kohlenhydratmalabsorption (Gärungsstuhl).

Chronische Darminfektionen können in unseren Breiten durch Amöben, Lamblien (einige Monate), Campylobacter (einige Monate) sowie durch Würmer unterhalten werden.

Beim Phenolphtaleintest werden phenolphtaleinhaltige Laxanzien nachgewiesen: nach Alkalisierung erhält der Stuhl eine rote Farbe. Chronischer Gebrauch von anthrachinonhaltigen Abführmitteln führt zu einer Dunkelfärbung der Kolonschleimhaut, besonders in den proximalen Anteilen. Man erkennt diese in der Rektoskopie, evtl. bei leichten Formen erst durch die Histologie. In der histologischen Untersuchung manifestiert sich auch allein eine kollagene Kolitis. Eine massive Leukozytose im Rektalabstrich ist ein Zeichen einer infektiösen Kolitis.

Besteht der Verdacht einer *osmotischen Diarrhö* infolge der Einnahme nichtresorbierbarer Substanzen (salinische Laxanzien u. a.) bzw. einer Malassimilation, so ist die Bestimmung von Natrium, Kalium sowie Osmolarität im Stuhlwasser nützlich. Bei osmotischem Durchfall ist die Stuhlosmolarität höher als das Doppelte der molaren Konzentrationen von Natrium und Kalium. (Ist die Chloridkonzentration im Stuhl höher als die Summe der molaren Konzentration von Natrium und Kalium, so ist dies das Zeichen der seltenen Chloridmalabsorption). Eine osmotische Diarrhö wird im Gegensatz zu anderen Durchfallursachen durch Fasten beendet; die Patienten werden hierzu über 3 Tage parenteral ernährt.

Die früher häufig durchgeführte mikroskopische Untersuchung des *Stuhls auf „Ausnutzung"* beispielsweise nach definierter Probekost gilt als obsolet.

Diarrhö infolge einer Dickdarm- oder Dünndarmerkrankung. Anamnese, körperlicher Befund sowie die Resultate der Basisdiagnostik erlauben in der Regel eine Antwort auf die Frage, ob die Ursache einer Durchfallerkrankung im Dickdarm oder im Dünndarm (inkl. Pankreas und Gallenwegen) zu suchen ist.

Für die weiterführende *Dickdarmdiagnostik* steht an erster Stelle die Koloskopie. Durch sie werden Entzündungen, Durchblutungsstörungen (ischämische Kolitis), Polypen oder Neoplasmen erkennbar. Der Kontrasteinlauf, der alternativ zur Koloskopie angewendet werden kann, ermöglicht die Diagnostik besonders bei Stenosen oder Lageanomalien, welche eine Endoskopie oft behindern. Weiter gelingt durch das Kolonröntgen der Nachweis von inneren Fisteln, z. B. bei M. Crohn. Die Angiographie hat für die Dickdarmdiagnostik nur eine untergeordnete Bedeutung. Bei der ischämischen Kolitis, die meistens das Colon descendens und die linke Flexur betrifft, sind die Gefäßverengungen nur selten angiographisch darstellbar.

Für die *Dünndarmdiagnostik* stehen neben den bildgebenden Verfahren auch zahlreiche Funktionsprüfungen zur Verfügung. Nimmt man als empfindlichsten Screeningtest die Stuhlfettausscheidung, so läßt sich nach einem Vorschlag von Caspary [1] ein Diagnostikschema aufstellen (Abb. 3.2).

Durch den *D-Xylose-Test* wird die Resorption im oberen Dünndarm geprüft. Falsch-positive Resultate können die Folge von Erbrechen, Störungen der Magenentleerung, Niereninsuffizienz, Aszites, Exsikkose, von vermindertem effektivem Zirkulationsvolumen oder einer bakteriellen Überwucherung des Dünndarms sein. Bei normalem Ausfall sollte die *Pankreasfunktion* untersucht werden; als empfindlichster Test steht der Sekretin-Pankreozymin-Test zur Verfügung; Suchtests sind die Chymotrypsinausscheidung im Stuhl, der PABA-Test oder der Pancreolauryltest. Bei pathologischem D-Xylose-Test sollte eine Dünndarmbiopsie erfolgen; dies ist entweder mit einem hydraulischen Biopsiegerät oder endoskopisch möglich. Die Biopsiepartikel können sowohl lupenoptisch bzw. lichtmikroskopisch als auch elektronenmikroskopisch beurteilt werden. Darüber hinaus ist die Bestimmung von Dünndarmenzymen möglich, z. B. von Laktase. Zuverlässig lassen sich auf diese Weise neben Enzymmangelzuständen folgende Erkrankungen feststellen: Sprue, M. Whipple, Abetalipoproteinämie, Agammaglobulinämie.

Als weitere diagnostische Untersuchung steht die Dünndarmpassage zur Verfügung. Sie erlaubt die Feststellung von neoplastischen Veränderungen, Fisteln, Divertikeln, Wegsamkeitsstörungen etc.

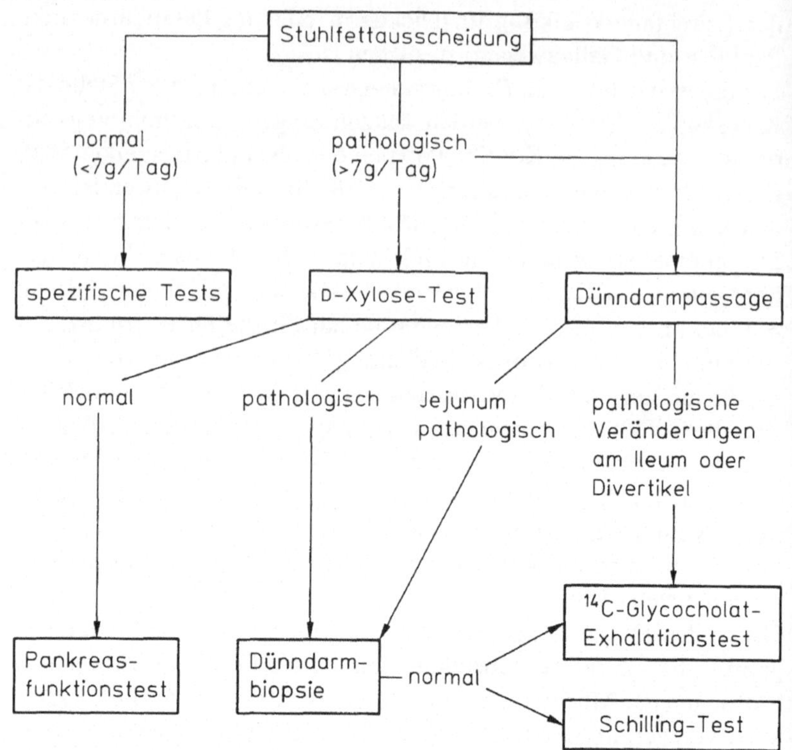

Abb. 3.2. Diagnostische Strategie beim Malassimilationssyndrom. Die Orientierung erfolgt hier nach der Stuhlfettausscheidung. (Nach [1])

Wertvoll sind darüber hinaus die „enteritischen Zeichen". Sollten sich Hinweise auf eine bakterielle Überwucherung des Dünndarms ergeben, so kommt als weiterer Schritt der ^{14}C-Glykocholat-Exhalationstest in Frage. Die Funktion des Ileums wird mit dem Schilling-Test geprüft.

Bei Verdacht auf Laktosemalabsorption sind Stuhlfettausscheidung und Stuhlgewicht normal. Ein Hinweis kann der saure Stuhl-pH sein. Will man die aufwendige Enzymbestimmung in Dünndarmbiopsien vermeiden, so kommt als einfache Screeningmethode der Laktosebelastungstest in Betracht.

Bei einer chronischen sekretorischen Diarrhö sollte auch an endokrine Tumoren gedacht werden (vgl. S. 54). Abhängig vom klinischen

Bild kommen folgende Suchtests in Frage: periphere Schilddrüsenhormonkonzentrationen/TRH-Test, Gastrin, VIP (alle im Serum) sowie die Ausscheidung von 5-Hydroxyindolessigsäure (im Urin).

Literatur

1. Caspary WF (1982) Das Malabsorptionssyndrom. Dtsch Aerztebl 79: 37–47
2. Dupont HL, Pickering LK (198O) Infections of the gastrointestinal tract. Plenum Medical Book Company, New York London
3. Heupke W (1943) Die Faeces des Menschen, 2. Aufl. Steinkopff, Dresden Leipzig
4. Krejs GJ, Ford JS (1978) Diarrhea. In: Sleisenger MH, Fordtran JS (eds) Gastrointestinal disease, 2nd edn. Saunders, Philadelphia London Toronto, pp 313–335

4 Obstipation

4.1 Einleitung

Eine Obstipation liegt dann vor, wenn ein männlicher Patient weniger als 5 Stühle/Woche oder eine Patientin weniger als 3 Stühle/Woche absetzt. Ein weiteres Kriterium ist das Stuhlgewicht. Es sollte beim Gesunden im Durchschnitt täglich mehr als 35 g betragen [2].
Die Stuhlfrequenz weist bereits beim Gesunden große Schwankungen auf. Die Übergänge zur chronischen Obstipation, die von ca. 30% der Bevölkerung und ca. 80–90% der erwachsenen Frauen geklagt wird, sind fließend. Häufig ist bei diesen Fällen die Stuhlverstopfung nicht objektivierbar.
Im Gegensatz zur chronischen Obstipation, die zumeist funktionell erklärbar ist, wird die akute oder subakute Stuhlverhaltung öfter durch eine organische Erkrankung bedingt. Von einer Dyschezie spricht man, wenn als Folge einer Entleerungsstörung die Stuhlmassen im Rektum und Sigma liegenbleiben.

4.2 Pathophysiologie

Das Kennzeichen der Obstipation ist die verzögerte Passage durch den Gastrointestinaltrakt. Im Durchschnitt beträgt in den westlich zivilisierten Ländern die Passagezeit bei Gesunden etwa 54 h [1].
Unter physiologischen Bedingungen gelangt täglich etwa 1 l flüssiges Material in das Zökum (vgl. Abb. 3.1). Es wird von den Darmbakterien weitgehend abgebaut und bewirkt so deren Erhalt bzw. Vermehrung. Im linken Kolon steht die Austrocknung der Fäzes im Vordergrund. Bis zur Defäkation werden diese im Sigma und im Rektum gespeichert. Die Entleerung nach dem Eintritt in die Am-

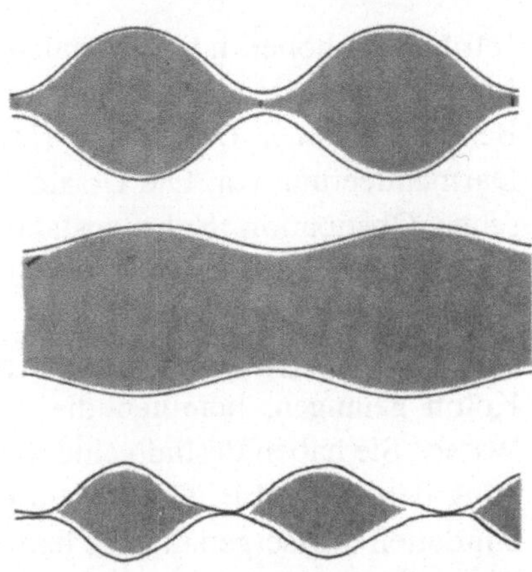

Abb. 4.1. Atonische und spastische Obstipation. Schematische Darstellung von Dickdarmbewegungen *(Kontur)* und Dickdarminhalt *(Punkte)*. Normalbild *(oben)*: reichliche Füllung und lebhafte Bewegungen; es resultiert eine Verschiebung nach aboral. Atonie *(mitte)*: reichliche Füllung, jedoch verminderte Bewegungen; die Verschiebung des Darminhalts erfolgt verzögert. Spasmus *(unten)*: geringe Füllung, deshalb spastische Kontraktion der Ringmuskulatur. Die Fäzes werden bei hohem intraluminalen Druck „gefesselt"; die Folge ist ein verlangsamter Transport nach aboral

pulle erfolgt durch Reflexe, die u.a. im Zusammenhang mit einer Mahlzeit vom oberen Gastrointestinaltrakt ausgehen („gastrokolischer Reflex"). Im Stuhl erscheinen lediglich täglich ca. 100 ml Wasser; 60–80% der Fäzes sind Bakterien.

Die Passagegeschwindigkeit wird von der Darmmotorik reguliert (Abb. 4.1 *oben*). Eine *atonische Obstipation* entsteht durch eine Verminderung der Darmbewegungen (Abb. 4.1 *mitte*). Die Ursachen sind u.a. Effekte des Nervensystems bzw. der Psyche, Stoffwechselstörungen, hormonelle Einflüsse oder zu geringe körperliche Bewegungen.

Wie wir heute wissen, ist für die propulsiven Bewegungsabläufe im Kolon das jeweilige Füllungsvolumen von entscheidender Bedeutung. Durch ballaststoffarme Ernährung, wie sie in den westlich zivilisierten Ländern vorherrscht, entstehen vergleichsweise wenige Fäzes. Sie werden nach der Austrocknung im linken Kolon in spastisch kontrahierten Segmenten gehalten und nur langsam verschoben. Man spricht ggf. von einer *spastischen Obstipation* (Abb. 4.1 *unten*).

Infolge des hohen intraluminalen Drucks wird nach der geltenden Meinung gleichzeitig die Entstehung von Divertikeln begünstigt.
Bei der *rektalen Obstipation* (Dyschezie) liegt eine Störung der Darmentleerung vor. Die Ursachen sind ähnlich wie bei der spastischen Obstipation Nahrungsfaktoren, daneben nervöse Einflüsse oder organische Erkrankungen im Enddarm bzw. im kleinen Bekken.
Gallensäuren, welche auch unter physiologischen Bedingungen ins Kolon gelangen, hemmen die Absorption von Elektrolyten und Wasser. Sie haben deshalb eine wichtige Funktion bei der Austrocknung der Fäzes. Ein Fehlen von Gallensäuren führt zu einem verminderten Wassergehalt: Die harten Stuhlmassen bleiben im linken Kolon liegen, es resultiert eine Obstipation. Dieser Pathomechanismus findet sich bei der Verstopfung infolge verminderter Gallebildung (Cholestase) bzw. Therapie mit Colestyramin oder Aktivkohle, welche intraluminale Gallensäuren binden.
Wegsamkeitsstörungen durch stenosierende Darmerkrankungen oder infolge Kompression von außen verlaufen bei Lokalisation im unteren Kolon initial unter dem Bild der Obstipation. Bei höher gelegenem Erkrankungsort stehen Zeichen des Ileus bzw. des Subileus im Vordergrund.
Ein Kennzeichen der Obstipation sind dunkel gefärbte Stühle; die Farbe entsteht hier durch die verlängerte Einwirkung der Darmbakterien auf Bilirubinmetabolite.

4.3 Klinik

Im Vergleich sind funktionelle Ursachen der Verstopfung ungleich häufiger als organische Ursachen. In der Praxis gilt deshalb die Obstipation, insbesondere wenn sie chronisch auftritt, als harmloses Symptom. Da die technischen Untersuchungen in der Regel unauffällige Befunde erbringen, kommt der Anamnese und dem körperlichen Untersuchungsbefund ein besonderes Gewicht zu. Neben der Objektivierung der Verstopfung, beispielsweise durch ein Stuhlprotokoll und durch Ermittlung der Stuhlgewichte, sind die Erhebung der zeitlichen Faktoren, der Ernährungsgewohnheiten, der Begleitsymptome sowie die Feststellung von Stuhlbeimengungen (Blut, Schleim, Eiter) wichtig.

4.3.1 Zeitliche Faktoren

Eine Stuhlverstopfung seit der Kindheit oder Adoleszenz lenkt den Verdacht auf eine funktionelle Ursache, evtl. auch auf eine Anomalie (Dolichokolon) oder einen M. Hirschsprung. Bei Beginn im Erwachsenenalter gilt das Interesse der Initialphase: Fällt der Beginn der Erkrankung mit einer Änderung der Lebensumstände, der Diät, mit einer Baucherkrankung bzw. Unterleibsoperation zusammen? Ist sie möglicherweise mit der Einnahme von bestimmten Medikamenten verknüpft (vgl. Übersicht S. 68).
Eine kontinuierliche Zunahme der Obstipation spricht für eine organische Ursache, beispielsweise ein sich vergrößerndes Neoplasma im Enddarm, Polyneuropathie oder Laxanzienabusus mit Ausbildung eines „Laxanskolons".
Wichtig im Hinblick auf die Dyschezie sind Fragen nach dem Vorgang der Darmentleerung: Erfolgt diese im Zusammenhang mit einer Mahlzeit („gastrokolischer Reflex")? Geht sie mit Analschmerzen einher?
Soweit als möglich sollte man versuchen, die Entwicklung der Beschwerde mit einer Einschätzung der psychischen Befindlichkeit zu verbinden (z. B. Entwicklung einer Depression). Manchmal findet sich ein Zusammenhang zwischen Geldproblemen und Stuhlgang, wobei übermäßige Sparsamkeit bzw. Geiz sich an einer Verstopfung zeigen können [4]. Bekannt ist die vorübergehende Obstipation bei Klimawechsel, Umstellung der Ernährung oder Änderung der Lebensumstände, z. B. während Urlaubsreisen.

4.3.2 Ernährung

Wie wir heute wissen, spielen die Ballaststoffe, d. h. die unverdaulichen pflanzlichen Nahrungsbestandteile, eine wichtige Rolle bei der Regulation der Darmfunktion. Isolierte Ballaststoffe oder ballaststoffreiche Kostformen bilden auch die Grundlage für die Behandlung der habituellen Obstipation. Eine sorgfältige Nahrungsanamnese ist deshalb für die Beurteilung einer Stuhlverstopfung unerläßlich.

4.3.3 Begleitsymptome

Die Mehrzahl der Patienten mit chronischer Obstipation hat außer dem Gefühl von allgemeinem Unbehagen wegen der fehlenden Entleerung *keine Beschwerden*. Selten sind Klagen über Kopfschmerzen oder Schlaflosigkeit. Ein Wechsel von Verstopfung und Diarrhö, evtl. begleitet von Leibschmerzen, ist das Kennzeichen des Reizkolons. Der Stuhl weist häufig Schafkotform auf. Daneben finden sich Beimengungen von Schleim. Schafkotstuhl kann auch bei einer spastischen Obstipation oder bei einer Dyschezie gebildet werden. Bleistiftstühle gelten als Zeichen eines stenosierenden Prozesses im Rektum und Sigma. Häufiger ist jedoch ein Reizkolon die Ursache.
Bei einem inkompletten Rektumprolaps oder einer internen Intussuszeption klagen die Patienten über Obstipation und vermehrten Stuhldrang. Durch Pressen können jeweils nur kleine Stuhlportionen freigesetzt werden, da durch den zunehmenden Schleimhautvorfall das Lumen verlegt wird.
Eine *Gewichtsabnahme* legt den Verdacht auf ein Neoplasma oder eine Depression nahe.
Blutbeimengungen zum Stuhl entstehen bei chronischer Obstipation am häufigsten durch ein begleitendes Hämorrhoidalleiden. Zum Ausschluß einer anderen organischen Ursache, insbesondere eines Neoplasmas, ist in diesen Fällen die Untersuchung des gesamten Kolons nötig. Angaben über die Farbe des Blutes, über das Auftreten am Ende der Defäkation bzw. bei der Darmsäuberung sind ohne diagnostischen Wert.
Heftige *anale Schmerzen*, die ausschließlich während der Entleerung auftreten, kennzeichnen eine Fissur. Schmerzen, die auch im Intervall geklagt werden und evtl. mit der Absonderung von Eiter einhergehen, weisen auf eine Fistel hin.

4.3.4 Körperliche Untersuchung

Bei den meisten Patienten mit chronischer Obstipation läßt sich bei der körperlichen Untersuchung kein Befund erheben. Die Aufmerksamkeit gilt besonders dem Bauch und der Analregion: Durch Palpation wird nach Tumoren im Abdomen gefahndet; ist das Sigma, welches in der Regel als walzenförmige Resistenz tastbar ist, druckschmerzhaft, so ist dies ein Hinweis auf eine Muskelhypertrophie, evtl. mit Divertikeln. Eine Analfissur oder -fistel sowie einen Schleimhautprolaps kann man bei der Inspektion der Analregion feststellen. Durch die digitale Untersuchung lassen sich der Sphinktertonus, der bei einer Fissur stark erhöht ist, sowie Tumoren erkennen. Innere Hämorrhoiden sind nicht tastbar. Der Stuhl, der bei der digitalen Untersuchung erhalten wird, sollte stets hinsichtlich Beimengungen von Blut, Schleim oder Eiter kontrolliert werden.

4.3.5 Wichtige Ursachen der Obstipation

---

1) *Organische Ursachen*
   - Anomalien (Dolichokolon)
   - Stenosen (Entzündungen, Neoplasmen, Kotsteine, Raumforderungen in der Umgebung)
   - Stoffwechselentgleisungen (Hypokaliämie, Hyperkalzämie)
   - Endokrine Störungen (Hypothyreose, Hyperparathyreoidismus, Gravidität)
   - Intoxikationen (Blei, Arsen, Quecksilber), Medikamente (vgl. Übersicht S. 68)
   - Neuropathien (Rückenmarksverletzungen, M. Hirschsprung, Diabetes mellitus, Porphyrie, Chagas-Krankheit)
   - Enddarmerkrankungen (Hämorrhoiden, Analfissur, Proktitis).
   - Bauchmuskelschwäche bei Multipara
2) *Funktionelle Ursachen*
   - Habituelle Obstipation, Nahrungsfaktoren
   - Reizkolon
   - Depression
   - Reflektorische Obstipation bei Koliken, Streß

Anomalien. Die Bedeutung von Anomalien der Lage oder der Länge des Kolons für die Defäkation ist umstritten. Möglicherweise wird jedoch eine Obstipation durch große Schlingen im Bereich des Colon descendens und Sigma („Dolichokolon") begünstigt.

Kongenitales Megakolon (M. Hirschsprung). Infolge fehlender Ganglienzellen in einem Rektum- oder Sigmasegment kommt es zu einer

Dauerkontraktion der Muskulatur und damit zu einer Stenose mit proximaler Erweiterung des Kolons. Kennzeichnend ist das Fehlen von Ganglienzellen bzw. von Azetylcholinesterase in Rektumbiopsien. Meistens wird die Erkrankung im Kindesalter diagnostiziert und chirurgisch durch Entfernen des engen Segments behandelt. Beim Erwachsenen ist der M. Hirschsprung selten, häufiger sind Abortivformen mit oligoganglionären Darmsegmenten. Übergänge zum „psychogenen" bzw. „idiopathischen" Megakolon, welches in der Schleimhautbiopsie normale Befunde erbringt, sind fließend. Differentialdiagnostisch müssen auch erworbene Ursachen eines Megakolons wie organische Stenosen, Laxanzienabusus, neurologische Erkrankungen oder eine Hypothyreose abgegrenzt werden.

Stenosen. Sie entstehen am häufigsten durch Neoplasmen. Eine weitere Ursache sind Raumforderungen, welche durch Kompression von außen das Darmvolumen verengen. Selten finden sich bei älteren Patienten Kotsteine. Sie werden durch die rektale Untersuchung leicht übersehen.

Medikamente. Eine Vielzahl von Medikamenten kann die Kolonmotilität beeinflussen und zur Verstopfung führen:

- Anticholinergika
- Antazida (Kalzium- und Aluminiumsalze)
- Antihypertensiva (Ganglienblocker)
- Psychopharmaka, Antiepileptika
- Laxanzien, Diuretika (Hypokaliämie!)
- Colestyramin, Aktivkohle
- Tinctura opii
- Bariumsulfat
- Wismut-, Eisenpräparate

In der Praxis spielt der Laxanzienabusus die größte Rolle: Durch den Gebrauch eines Abführmittels kommt es zu einer vorzeitigen Darmentleerung. Entsprechend ist das Intervall bis zur nächsten Defäkation verlängert. Von dem ängstlichen Patienten wird dieses als – persistierende – Verstopfung gedeutet, zu deren „Behandlung" er neuerlich zu Laxanzien greift. Damit beginnt ein Circulus vitiosus, an dessen Ende Elektrolytentgleisungen (Hypokaliämie, Hyponatriämie, Hypokalzämie, metabolische Alkalose) sowie eine Degeneration des Plexus myentericus stehen können. Beim Kontrasteinlauf findet sich ein atonischer Dickdarm mit weitgehend aufgehobener Haustrierung („Laxanskolon"). Die Schleimhaut weist eine dunkle Pigmentierung (Melanosis) auf, sofern ein Abusus von Anthrachinonderivaten erfolgte; sie kann auch die Leber betreffen und ist nach Absetzen des Medikaments reversibel.

Habituelle Obstipation. Dyschezie. Diese Obstipationsformen findet man mit Abstand am häufigsten. Die Ursachen sind Funktionsstörungen; ein organisches Korrelat fehlt. Neben einer ballaststoffarmen Ernährung spielen ein Bewegungsmangel sowie psychische Faktoren eine Rolle. Die *Dyschezie* soll die Folge eines über Jahre unterdrückten Stuhldranges bei hektischer Lebensweise sein. Differentialdiagnostisch muß jedoch auch an organische Ursachen gedacht werden, z. B. an Hämorrhoidalleiden oder an neurogene Entleerungsstörungen. Unklar ist der Zusammenhang zwischen lange bestehender habitueller Obstipation und der Entstehung von *Kolondivertikeln.* Es gibt jedoch eine Reihe von Befunden, nach denen der erhöhte intraluminale Druck in den verengten Darmsegmenten die Ausbildung von Divertikeln begünstigt. Auf die *paradoxe Diarrhö* bei habitueller Obstipation wurde bereits hingewiesen (vgl. S. 56).

Reizkolon. Die Diagnose „Reizkolon" wird in der Praxis überaus häufig gestellt. Das Beschwerdebild ist dabei wechselnd und vielfältig. Obstipation und Durchfälle können unterschiedlich in den Vordergrund treten (vgl. S. 56). Oft klagen die Patienten über Schmerzen, welche zumeist im Kolon, vorzugsweise in der linken Flexur und im Sigma, lokalisiert werden. Als charakteristisch gelten Schafkotstühle oder Bleistiftstühle. Bei manchen Fällen steht die Schleimproduktion der Kolondrüsen im Vordergrund, wobei evtl. Schleimmembranen abgesetzt werden („Colica mucosa"). Kennzeichnend ist das Fehlen von organischen Veränderungen. Bei der Anamneseerhebung berichten die Patienten manchmal über schwierige Lebensumstände, weil sie sich zwischen zwei Möglichkeiten zu entscheiden haben und dies nicht können. Differentialdiagnostisch kommen besonders folgende Erkrankungen in Betracht: Lambliasis, Laktoseintoleranz, Porphyrie, Bleiintoxikation.

4.4 Diagnostik

Da in den meisten Fällen eine habituelle Obstipation vorliegen dürfte, wird man sich in der Regel mit nur wenigen Untersuchungen begnügen können und zunächst einen Therapieversuch mit ballaststoffreicher Kost unternehmen.
Vorschlag für die „Basisdiagnostik" bei unkomplizierter Obstipation:

- Anamnese, Befund (Palpation des Bauches, rektale Untersuchung!)
- Stuhlinspektion
- Haemoccultest (3mal)
- Blutbild, Blutsenkung, Serumelektrolyte

Finden sich jedoch bei dem Patienten neben seiner Stuhlverstopfung „Alarmsymptome", so kommen verschiedene ergänzende diagnostische Maßnahmen in Betracht:

- Abdomenübersichtsaufnahme
- Endoskopie (Rektoskopie, Koloskopie)
- Kontrasteinlauf
- Schilddrüsenfunktionsteste (T_3, T_4, TRH-Test)
- Markertest
- Manometrie
- Cholinesterasen in Rektumschleimhaut
- Psychiatrische Untersuchung

Zu Alarmsymptomen zählen folgende Merkmale: fehlender Effekt einer ballaststoffreichen Diät, Blut im Stuhl (makroskopisch, mikroskopisch), Schmerzen, Fieber, plötzlicher Beginn oder Progredienz der Verstopfung, Gewichtsabnahme, Allgemeinerkrankung.

In der *Abdomenübersichtsaufnahme* stellt sich oft das Kolon dar. Von Interesse sind die Erweiterung (Megakolon), oder Spiegelbildungen als Hinweise auf eine Stenose bzw. Verschluß. Eine fehlende bzw. verminderte Haustrierung spricht evtl. für ein Laxanskolon.
Die *endoskopischen Untersuchungsverfahren* sind besonders geeignet, organische Veränderungen im Kolon festzustellen bzw. auszuschließen. Wertvoll ist auch die Möglichkeit der gezielten Probenentnahme aus der Schleimhaut für die histologische bzw. histochemische Untersuchung. An der Dunkelfärbung des Kolons läßt sich ein Abusus von anthrachinonhaltigen Laxanzien diagnostizieren. Gesteigerte Schmerzempfindlichkeit und Spastizität bei der Koloskopie gelten als unspezifische Kennzeichen des Reizkolons. Die Koloskopie hat die Bedeutung des Kontrasteinlaufs als direkter Untersuchungsmethode des Dickdarms eingeschränkt. Sein Wert zeigt sich bei Stenosen, welche das Endoskop nicht passieren lassen, bei Anomalien sowie bei der Diagnostik der Divertikulose und des Megakolons.
Die Obstipation ist nicht selten die einzige Beschwerde von Patienten mit *Hypothyreose*. Da diese Diagnose leicht übersehen wird, sollte man öfter die Schilddrüsenfunktion prüfen. Beim *Markertest* erhalten die Patienten oral kleine röntgendichte Marker. Nach einer festgelegten Zeit, z. B. 6 Tagen, wird anhand einer Abdomenübersichtsaufnahme der Verbleib festgestellt. Beim Gesunden sind die Marker weitgehend ausgeschieden worden; bei der spastischen Obstipation finden sich noch reichlich Marker im gesamten Kolon, während sie bei der Dyschezie im Enddarm konzentriert erscheinen.
Durch *Manometrie* werden anorektale Reflexe, z. B. nach Dehnung, geprüft. Diese Methode ist besonders für die Diagnose neurogener Entleerungsstörungen bzw. des M. Hirschsprung geeignet.
Cholinesterasen lassen sich in der Rektumschleimhaut histochemisch oder nach Extraktion durch direkte Messung nachweisen [3]. Eine erhöhte Azethylcholinesterase ist kennzeichnend für die Hirschsprung-Krankheit.

Literatur

1. Cummings JH, Jenkins DJA, Wiggins HS (1976) Measurement of mean transit time of dietary residue through the human gut. Gut 17: 210–218
2. Devroede G (1978) Constipation: mechanisms and management. In: Sleisenger MH, Fordtran JS (eds) Gastrointestinal disease, 2nd edn. Saunders, Philadelphia London Toronto, pp 368–386
3. Hansen WE, Bertl S (1982) Determination of acetylcholinesterase and pseudocholinesterase in gastrointestinal biopsy tissue. J Clin Chem Clin Biochem 20: 69–74
4. Jores A (1961) Vom kranken Menschen, 2. Aufl. Thieme, Stuttgart, S 105–111

5 Blutung

5.1 Einleitung

Blutungen können aus allen Abschnitten des Magen-Darm-Trakts einschließlich dem Pankreasgang und den Gallenwegen (Hämobilie) erfolgen. Am einfachsten werden sie erkennbar, wenn Blut aus dem Mund bzw. aus dem After entleert wird, entweder rotes Blut (Hämatemesis) oder zu schwarz-braunem Hämatin abgebauter „Kaffeesatz". Blutstühle erscheinen entweder rot (Hämatochezie) oder schwarz (Teerstühle). Geringe Blutbeimengungen sind nur chemisch nachweisbar.

Aus praktischen Gründen unterscheidet man zwischen einer „oberen" und einer „unteren" gastrointestinalen Blutung. Die obere gastrointestinale Blutung betrifft alle Quellen im oberen Gastrointestinaltrakt bis zum Übergang Duodenum/Jejunum (Treitz-Punkt). Nur bei diesen Lokalisationen ist das Erbrechen von Blut oder „Kaffeesatz" zu erwarten.

Die *akute gastrointestinale Blutung* ist ein lebensbedrohliches Ereignis, welches rasches ärztliches Handeln erfordert. Die wichtigste Komplikation ist der Volumenmangelschock.

Die *chronische gastrointestinale Blutung* ist dagegen selten gefährlich und wird häufiger übersehen. Im Vordergrund steht zumeist eine Eisenmangelanämie.

5.2 Pathophysiologie

Zahlreiche abdominelle Erkrankungen können mit einer Blutung in den Gastrointestinaltrakt einhergehen: u.a. Ösophagusvarizen oder sonstige Gefäßanomalien, peptische Läsionen, Neoplasmen, Verletzungen, Entzündungen und Mißbildungen. Die Ursache ist letztlich eine pathologische Verbindung zwischen Gefäßsystem und Schleimhautoberfläche.

Entsprechend der Vielzahl von Blutungsursachen ist auch die Pathogenese sehr unterschiedlich. 80–85% der Blutungen treten im *oberen Gastrointestinaltrakt* auf; am häufigsten sind hier Blutungen aus Magen- und Duodenalulzera, Erosionen sowie Ösophagusvarizen.

Auch wenn die Pathogenese im einzelnen bisher nicht geklärt ist, so spricht vieles dafür, daß schädigende Wirkungen vom sauren Milieu des Magens mit pH-Werten bis 1,5 ausgehen, wobei die gleichzeitig im Magen gebildete Protease Pepsin den Effekt evtl. verstärkt. Weiter sollen ungünstige Wirkungen von einer verminderten Schleimhautdurchblutung, z. B. bei Streß oder Schock, sowie von Bestandteilen der Galle, speziell wenn sie durch Reflux in den Magen und in die Speiseröhre gelangen, ausgehen.

Manchmal kommt es bei forciertem Erbrechen zu einer Blutung aus einem Schleimhauteinriß am Übergang Speiseröhre/Magen (Mallory-Weiss-Syndrom, vgl. Kap. 2). Kennzeichen ist eine Hämatemesis, die im Anschluß an das Erbrechen erfolgt.

Blutungen aus dem *unteren Gastrointestinaltrakt* sind seltener; nur etwa 15% erfolgen im Jejunum, Ileum und Kolon. Kennzeichen sind Hämatochezie und evtl. Meläna, sofern die Quelle oberhalb der linken Flexur liegt. Bluterbrechen fehlt (vgl. folgende Übersicht).

Blutentleerungen aus Mund und After in Abhängigkeit vom Sitz der Blutungsquelle

Für die Umwandlung in dunkel gefärbten Kaffeesatz bzw. Meläna ist mindestens 1 h Einwirkungszeit nötig. Als Grenze zwischen linkem und rechtem Kolon gilt hier die linke Flexur. Teerstuhl wird makroskopisch ab 50 ml Blutverlust erkennbar.

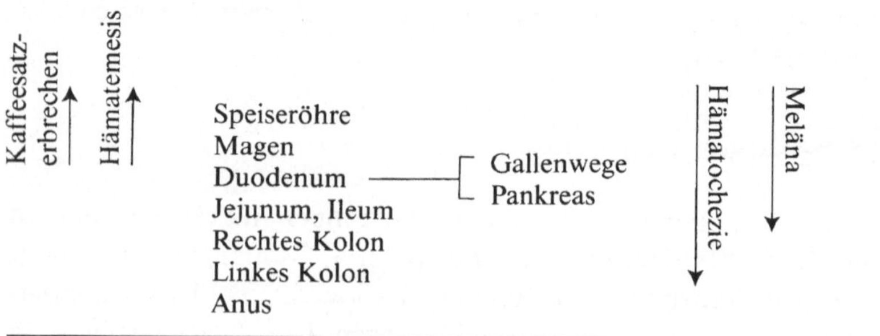

Die Mehrzahl der Blutungen erfolgt aus dem Dickdarm, wobei am häufigsten Hämorrhoiden, Divertikel, Entzündungen und Neoplasmen die Ursache sind. Besondere Aufmerksamkeit finden Angiodysplasien im rechten Kolon, die vorzugsweise im Greisenalter zu bedrohlichen, rezidivierenden Blutungen führen können. Bei der Entstehung wird eine Störung des venösen Abflusses aus der Submukosa infolge einer Überdehnung des Dickdarms und der damit erhöhten Wandspannung angenommen [1].
Die Komplikation der massiven, intestinalen Blutung ist der *Schock*. Bei diesen Fällen übersteigt der akute Blutverlust 1 l. In der Initialphase können die Blutentleerung aus dem Mund oder After fehlen. Die Patienten klagen über Durst und orthostatische Beschwerden:

Folgeerscheinungen bei akutem intestinalem Blutverlust von mehr als 1 l

- Blässe, Schwitzen
- Durst
- Orthostase
- „Blutgeruch" der Ausatemluft
- Blutdruckabfall (< 100 mm Hg systolisch)
- Tachykardie (> 100/min)
- Zentraler Venendruck < 5 cm H_2O
- Oligurie (Urinvolumen < 40 ml/h)

Unter der Einwirkung von Salzsäure entsteht aus Blut im Magen schwarz-braun gefärbtes Hämatin („Kaffeesatz"). Die erforderliche Einwirkzeit beträgt mindestens 1 h, was für die Bestimmung des Blutungszeitpunktes von Bedeutung ist. Bei der Entstehung der schwarzen Farbe des Teerstuhls sind auch Darmbakterien beteiligt. Makroskopisch wird eine Meläna bemerkt, wenn mehr als 50 ml Blut verloren werden; rote Blutungen aus dem Enddarm, beispielsweise aus Hämorrhoiden, werden dagegen bereits aufgrund weniger Milliliter erkennbar.
Chemisch lassen sich geringe, makroskopisch nicht sichtbare Blutungen von 2–4 ml/Tag erfassen.
Eine chronische intestinale Blutung manifestiert sich als Eisenmangelanämie, sofern der tägliche Blutverlust 10 ml übersteigt. Bei normaler Eisenzufuhr und -resorption können geringere Verluste kompensiert werden.

5.3 Klinik

Eine Vielzahl von gastrointestinalen Erkrankungen kann mit Blutungen einhergehen; eine Übersicht gibt Tabelle 5.1.

Tabelle 5.1. Ursachen von gastrointestinalen Blutungen mit Angabe der relativen Häufigkeit (nach verschiedenen Veröffentlichungen)

Lokalisation	Erkrankung
Oberer Intestinaltrakt (ca. 85%)	Ulcus duodeni (21–28%) Ulcus ventriculi (12–21%) Ösophagusvarizen (11–20%) Mallory-Weiss-Syndrom (5–20%) Seltenere Ursachen (<10%): Erosionen, Magenneoplasma, Ösophagitis, Hämobilie, Angiome, Gerinnungsdefekte, Medikamente
Unterer Intestinaltrakt (ca. 15%)	Hämorrhoiden, Analfissur Divertikulose Angiodysplasie Tumoren (benigne, maligne) Enteritis, Kolitis

Für den Arzt ergibt sich bei intestinalen Blutungen, besonders wenn diese massiv erscheinen, eine doppelte Zielsetzung [4]:

- Feststellung des Blutverlusts im Hinblick auf die Bedrohlichkeit des Zustands,
- Feststellung der Erkrankung, die zu der Blutung geführt hat.

Da der Verlauf intestinaler Blutungen unvorhersehbar ist, sollte grundsätzlich eine Einweisung in die Klinik veranlaßt werden. Bei bedrohlichen Blutungen wird man hier in der Initialphase nur wenig Zeit auf Anamnese und Befunderhebung verwenden können. Im Vordergrund stehen vielmehr gezielte diagnostische und ggf. therapeutische Maßnahmen. Für die Beurteilung des klinischen Verlaufs hat es sich bewährt, den Aufnahmebefund mit Angabe der Uhrzeit kurz schriftlich zu fixieren.

5.3.1 Beurteilung des Blutverlusts bei akuten Blutungen

So verschiedenartig wie die Ursachen sind auch die klinischen Erscheinungsbilder, unter denen sich intestinale Blutungen präsentieren können. Die subjektiven Beschwerden der Patienten sind unspezifisch; sie klagen über orthostatische Beschwerden oder Durst. Eine Verminderung der Harnproduktion wird in der Regel nicht bemerkt (vgl. Übersicht S. 75). Was die Patienten meist zum Arzt führt, ist die Entleerung von Blut aus dem Mund oder dem After. Hierdurch wird zwar eine Blutung stärkeren Ausmaßes angezeigt, eine Aussage über die verlorene Blutmenge ist jedoch kaum möglich, denn erbrochenes Blut kann erheblich durch Magensaft verdünnt sein, ohne daß dies durch eine hellere Farbe angezeigt wird; unklar bleibt außerdem, wieviel Blut im Magendarmtrakt retiniert wird. Beispielsweise führte eine einmalige Zufuhr von 1 l Blut in den Magen über einen Zeitraum von 1 Woche zu Teerstühlen.
Bei der körperlichen Untersuchung zeigt sich eine Blutung bisweilen am charakteristischen „Blutgeruch" der Ausatemluft. Eine Blaßfärbung der Haut bei der akuten Blutung resultiert aus der kompensatorischen Minderperfusion. Die Haut ist gleichzeitig feucht, schwitzig, evtl. gering zyanotisch. Da Flüssigkeitsverschiebungen in den Intravasalraum zum Ausgleich des Volumenverlusts erst nach Stunden wirksam werden, ist die Anämie ein Spätsymptom. Sie gilt als Zeichen einer protrahiert verlaufenden oder älteren Blutung.
Entscheidendes diagnostisches Gewicht haben die *Kreislaufparameter,* insbesondere Blutdruck, Puls und ggf. der zentrale Venendruck. Sinkt bei einem kreislaufgesunden Patienten der systolische Blutdruck unter 100 mm Hg (~13 kPa) bei gleichzeitigem Anstieg der Pulsfrequenz auf über 100/min, so gilt dies als Zeichen eines Verlusts von über 1 l Blut oder 20% des zirkulierenden Blutvolumens. Der zentrale Venendruck ist gleichzeitig kleiner als 5 cm H_2O (~490 Pa). Ein weiteres Zeichen für den Blutverlust ist das Absinken des Blutdrucks beim Aufsetzen des Patienten um mehr als 10 mm Hg bzw. der Anstieg der Pulsfrequenz um 20/min. Dieser Test eignet sich auch für die Verlaufskontrolle.
Die Bedeutung der *Laboruntersuchungen* für die Beurteilung einer akuten Blutung ist vergleichsweise gering. Es wurde bereits erwähnt, daß erst nach Stunden ein Absinken des Hämoglobins unter 11 g/dl

bzw. des Hämatokrits zu erwarten ist. Durch die Resorption von Blutprodukten kann es zu einem Anstieg des Harnstoff-N bei normalem Kreatinin kommen. Diese Befundkonstellation schließt eine Blutung aus dem unteren Dünndarm oder Kolon aus. In der Initialphase findet sich häufig eine Leukozytose (bis 20000/mm^3). Differentialdiagnostisch müssen dann andere Ursachen erwogen werden. Für die Verlaufsbeurteilung einer Blutung ist ein wichtiges Kriterium die Anzahl der *verbrauchten Blutkonserven*. Als massive Blutung, die durch einen chirurgischen Eingriff behandelt werden sollte, gilt ein Verbrauch von mehr als 5 Konserven in 24 h.

5.3.2 Lokalisation der Blutungsquelle: Anamnese und körperlicher Befund

Hämatemesis, Hämatochezie. Die Bedeutung der Blutausscheidungen aus Mund bzw. After für die Identifizierung von Blutungsquellen wurde bereits abgehandelt (vgl. auch 5.4). Bluterbrechen findet sich praktisch nie bei Prozessen, die kaudal vom Duodenum liegen; andererseits muß eine obere gastrointestinale Blutung nicht mit Erbrechen von Blut oder „Kaffeesatz" einhergehen. Da ca. 85% aller Blutungsquellen im oberen Intestinaltrakt liegen, kommt der Aspiration von Mageninhalt mit einem einfachen Magenschlauch große praktische Bedeutung zu. Diese Maßnahme ist auch für die Verlaufsbeobachtung geeignet.

Die Entwicklung von dunkel gefärbtem „Kaffeesatz" durch die Einwirkung von Salzsäure oder von „Teer" durch Darmbakterien weist auf eine länger bestehende Blutung hin. Im linken Kolon, d.h. kaudal der linken Flexur, wird nach der geltenden Meinung kein Teerstuhl gebildet. Blut besitzt einen laxierenden Effekt: so ist die rasche Darmpassage beispielsweise von Blut aus dem oberen Intestinaltrakt, welches rot entleert wird, nichts Ungewöhnliches.

Eine schwarze Stuhlfarbe kann differentialdiagnostische Schwierigkeiten bereiten, weil sie nicht nur durch Blut, sondern auch durch Medikamente (Tierkohle, Eisen-, Wismutpräparate) oder manche Nahrungsmittel (Heidelbeeren, Karamel, Rotwein, Kaffee, Schokolade) hervorgerufen wird.

Begleitsymptome sind für die Erkennung der Blutungsursache von großer Bedeutung. *Schmerzen* weisen u.a. auf eine peptische Ulzeration, Pankreas- oder Gallenwegsaffektion, Analerkrankung sowie auf Enteritiden hin (vgl. Kap. 1). Oft manifestiert sich eine Blutung durch eine plötzliche Änderung des Schmerzcharakters (sei es eine Verstärkung oder eine Milderung). Dies wird von den Patienten bei genauem Befragen ggf. mitgeteilt. Beim Mallory-Weiss-Syndrom erfolgt die Blutung im Verlauf von massivem Erbrechen.

Der Angabe von *Durchfall* ist relativ geringer diagnostischer Wert beizumessen, da Blut laxierend wirkt. Häufige kleine Entleerungen (bis zu 25 in 24 h) finden sich bei der hämorrhagischen Kolitis. *Fieber* spricht für eine Infektion, beispielsweise durch invasive Bakterien.

Besonderes Interesse gilt eventuellen *Hautveränderungen*. Sie weisen auf generalisierte Gefäßerkrankungen, z.B. M. Osler, oder auf chronische Lebererkrankungen hin (vgl. Kap. 9 und Kap. 10 mit Übersicht S. 152).

Häufige Blutungsquellen bei älteren Patienten sind Neoplasma, Divertikulose oder Angiodysplasie. Chronische Darmentzündungen oder ein Meckel-Divertikel sind dagegen v.a. bei jüngeren Menschen die Blutungsursache. Darminfektionen, peptische Läsionen, Gefäß- oder Gerinnungsanomalien, Varizen finden sich als Blutungsursachen in jedem Lebensalter.

Körperliche Untersuchung. Die Bedeutung der Kreislaufzeichen sowie der Hauterscheinungen wird an anderen Stellen abgehandelt (vgl. 5.3.1, Abb. 9.2, S. 129, sowie Übersicht in Kap. 10, S. 152).

Bei der körperlichen Untersuchung achtet man auf die Zeichen der Leberzirrhose und des portalen Hypertonus (vgl. Kap. 9). Eine erhöhte Bauchdeckenspannung weist auf eine Beteiligung des Peritoneum parietale hin. Neoplasmen im Bauchraum sind evtl. tastbar bzw. an Knotenbildungen der Leber infolge Metastasierung erkennbar. Massive Blutungen in den oberen Gastrointestinaltrakt gehen mit lebhaften Darmgeräuschen einher. Die rektale Untersuchung erbringt ggf. den Nachweis von frischem Blut oder Teerstuhl am Finger des Untersuchers; auch ein negatives Resultat sollte protokolliert werden.

5.3.3 Wichtige Blutungsursachen

Ulcus ventriculi et duodeni. Das peptische Ulkus ist die häufigste Ursache von gastrointestinalen Blutungen. Nach verschiedenen Statistiken sind etwa 40% der Patienten mit Hämatemesis und etwa 50% der Fälle mit Hämatochezie bzw. Meläna davon betroffen. Wegweisend für die Diagnostik sind Oberbauchschmerzen bzw. Erbrechen (vgl. Kap. 1 bzw. 2). Ulzera bei älteren Patienten entwickeln sich häufig ohne Begleitsymptome. Ähnliches gilt für Ulzera oder Erosionen, welche durch Medikamente erzeugt wurden (vgl. Übersicht). Diese finden sich vorzugsweise im Magen und sind bei 20% aller Fälle mit Hämatemesis die Blutungsursache.

Medikamente, welche zu einer gastrointestinalen Blutung führen können

- Antikoagulanzien
- Antiphlogistika (Azetylsalizylsäure, Phenylbutazon, Indometacin)
- Glukokortikoide
- Ethacrynsäure
- K^+-Tabletten
- Reserpin

Schmerzen bestehen bisweilen nur in der Initialphase der Ulkuserkrankung und werden ggf. erst nach intensivem Nachfragen angegeben. Kommt es zu einer Schmerzausstrahlung nach den Seiten, so ist an eine Begleitpankreatitis infolge Perforation von der Bulbushinterwand zu denken.

Pfortaderhochdruck, Varizen. Patienten mit Leberzirrhose und Varizenbildung in der Speiseröhre bzw. dem Magenfundus sind durch schwer beherrschbare Blutungen gefährdet. In verschiedenen Studien konnte gezeigt werden, daß zu etwa 60% die Blutung nicht aus geplatzten Varizen erfolgt: An erster Stelle stehen statt dessen gastroduodenale Erosionen, dann gastroduodenale Ulzera. Oft ist die Lebererkrankung bereits bekannt, so daß die Ursache der Blutung vermutet werden kann. Hinweise ergeben sich im übrigen aus der Anamnese (Alkoholismus, Hepatitis) sowie dem körperlichen Untersuchungsbefund anhand der „Leberhautzeichen“ (vgl. Abb. 9.2, S. 129).

Mallory-Weiss-Syndrom. Schleimhauteinrisse am Übergang Speiseröhre-Magen, welche bei heftigem Erbrechen entstehen, können zu massiven Blutungen führen (vgl. Kap. 2). Kennzeichnend ist das Auftreten von Hämatemesis nach initial unblutigem Erbrechen.

Colitis ulcerosa. Etwa 15% aller Ursachen von Hämatochezie bzw. Meläna sind Dickdarmentzündungen. Neben häufigen Entleerungen von Blut finden sich auch Abgänge von Schleim und Eiter sowie Tenesmen und Schmerzen im Kolon, Unterbauch oder über dem Os sacrum. Zu häufig wird in diesen Fällen eine „Colitis ulcerosa" diagnostiziert. Wie wir heute wissen, gibt es eine Vielzahl von Dickdarmerkrankungen unterschiedlichster Ätiologie, die unter ähnlichen Symptomen erscheinen. Irreführend ist der schubweise Verlauf der Colitis ulcerosa, weil im symptomfreien Intervall objektive Veränderungen fehlen können. Die an sich näher liegende Diagnose einer protrahiert verlaufenden Darminfektion wird damit übersehen (vgl. auch Kap. 3). Nachfolgend eine Zusammenstellung der Differentialdiagnosen bei „hämorrhagischer Kolitis":

Erkrankungen, die unter ähnlichen Symptomen wie die Colitis ulcerosa verlaufen. (Nach [3])

- Darminfektionen: Salmonella, Shigella, Entamoeba histolytica, Neisseria gonorrhoea, Bilharzia
- Ischämische Kolitis
- Polyposen
- Divertikulose
- Iatrogene Kolitiden: Salizylatsuppositorien, Antibiotika, Strahlenkolitis, „diversion colitis"
- Pneumatosis cystoides intestinalis

Besonders hingewiesen sei hier auf die durch ärztliche Maßnahmen hervorgerufenen bzw. *iatrogenen Kolitiden.* Ähnlich wie am Magen kann *Azetylsalizylsäure,* sofern sie rektal (Suppositorien) appliziert wird, zu blutenden Veränderungen der Rektumschleimhaut führen. Begünstigend wirkt offenbar eine Veränderung zu größeren Kristallen, die sich bei manchen Zubereitungsformen durch längere Lagerung entwickeln kann. Die *Strahlenkolitis* entsteht in der Regel mit einem Intervall von vielen Jahren nach Strahlenexposition. Am häufigsten sind Sigma und Rektum betroffen, sofern es sich um Tumoren im kleinen Becken handelte. Neben dem Bild der hämorrhagischen Kolitis finden sich solitäre oder multiple Ulzera sowie Strikturen. Entscheidend für die Diagnostik ist in diesen Fällen die Anamnese. Auf die *„diversion colitis"* wurde erst kürzlich hingewiesen. Sie entwickelt sich manchmal im operativ ausgeschalteten Darmsegment und ist nach Herstellung der ursprünglichen Darmverhältnisse reversibel. Die Ursache ist bisher nicht geklärt worden. Die *antibiotikaassoziierte Kolitis* wurde bereits erwähnt (s. Kap. 3). Die *ischämische Kolitis* verläuft in der Regel unter dem Bild einer pseudomembranösen Kolitis. Im Stuhl finden sich graue bis weiße Membranen aus Fibrin, Eiter, Schleim und Blut. Die Ursache ist eine Minderzirkulation im Bereich der A. mesenterica inferior, welche vorzugsweise im linken Kolon (Flexur, Colon descendens) zu Schleimhautnekrosen führt. Begleiterscheinungen dieses akuten Krankheitsbildes sind krampfartige Leibschmerzen. In der Initialphase steht die Hämatochezie im Vordergrund. Selten werden *Pseudopolypen* bei Colitis ulcerosa mit anderen polypoiden Dickdarmerkrankungen verwechselt, beispielsweise den diffusen, familiären Polyposen sowie den durch submuköse Gaseinlagerungen entstandenen charakteristischen Schleimhautvorwölbungen bei *Pneumatosis cystoides intestinalis*. Beide Erkrankungen können mit Schleimhautblutungen einhergehen. Die Diagnose der Polypose erfolgt am einfachsten anhand der Histologie; die Pneumatosis zeigt sich dagegen v. a. im Röntgenbild (multiple Gasbläschen).

Chronischer Blutverlust. In der Praxis können Fälle mit chronischem Blutverlust erhebliche differentialdiagnostische Schwierigkeiten bereiten. Da die Blutungen oft zu gering sind, um makroskopisch sichtbar zu werden, steht als Folge lediglich die Eisenmangelanämie mit der typischen Serumkonstellation von erniedrigtem Eisenspiegel, Ferritinspiegel, Hämoglobingehalt sowie Färbeindex im Vordergrund; die totale Eisenbindungskapazität ist gleichzeitig erhöht. Es wurde bereits erwähnt, daß ein Blutverlust von täglich 10 ml bei normaler Eisenzufuhr (10–15 mg/Tag) kompensiert werden kann; in diesen Fällen kann eine Anämie fehlen. Eine Blutung zeigt sich ggf.

in der chemischen Untersuchung des Stuhls, z. B. im Haemoccult-test. Als untere Nachweisgrenze gilt hier ein täglicher Blutverlust von 2–4 ml.
Im Prinzip können alle in Tabelle 5.1 aufgeführten Erkrankungen mit chronischem Blutverlust einhergehen. Bei älteren Patienten denkt man jedoch in erster Linie an Erkrankungen des rechten Kolons (insbesondere Neoplasma und Angiodysplasie) sowie an blutende Divertikel. In der Regel fehlen besondere Begleitsymptome. Gebräuchliche Labortests wie Blutsenkung oder Leukozytenzahl können selbst bei fortgeschrittenen Karzinomen normal sein. Während Neubildungen durch Koloskopie oder Kontrasteinlauf ohne größeren Aufwand diagnostiziert werden, ist für den Nachweis der Angiodysplasie oft eine Gefäßdarstellung nötig.
Seltene Ursachen von chronischem, gastrointestinalem Blutverlust, an die man denken sollte, sind Wurmerkrankungen (Hakenwürmer!), M. Crohn, Meckel-Divertikel oder Koagulopathien.

Hämobilie. Die Blutung aus dem Pankreas und aus den Gallenwegen ist ein vergleichsweise seltenes Ereignis. Die Diagnose wird beim Vorliegen der typischen Begleiterscheinungen – Gallenkoliken und Gelbsucht – erleichtert. Im übrigen sollte der diesbezügliche Verdacht auftauchen, wenn bei oberen gastrointestinalen Blutungen keine Blutungsquelle gefunden werden kann. Etwa die Hälfte aller Ursachen von Hämobilie sind Traumen (Unfälle, Operationen), die restlichen Ursachen sind – nach absteigender Häufigkeit – Steine, Infektionen (Cholangitis, Leberabszeß, Echinokokkus), Gefäßveränderungen sowie Tumoren. Die Erkrankung kann, insbesondere wenn die Diagnose nicht rechtzeitig gestellt wird, über Jahre verlaufen: Neue Blutungen werden jeweils durch Koagelbildung tamponiert; dieser Vorgang führt dann zu Cholestase und Koliken, welche nach Abgang oder Auflösung der Gerinnsel verschwinden. Die Diagnose erfolgt am einfachsten durch den Nachweis des Blutaustritts aus der Papille mit Hilfe eines Seitblickendoskops, ggf. nach Gabe von Glucagon i. v. Weitere Möglichkeiten sind die retrograde Gangdarstellung (ERCP), selektive Angiographie, Cholangiographie sowie die Szintigraphie der Gallenwege.

5.4 Diagnostik

Patienten mit akuten gastrointestinalen Blutungen sollten stets ins Krankenhaus eingewiesen werden. In der Initialphase ist das Entscheidende die Elementarhilfe, d.h. die Kreislaufstabilisierung durch Gabe von Blut bzw. Blutersatzmitteln sowie die Überwachung der vitalen Funktionen (Kreislauf, Atmung, Nieren). 70–80% aller Blutungen sistieren ohne spezifische Therapie. Eine exakte Diagnose ist deshalb am Anfang nicht dringend erforderlich. Dies wurde auch in verschiedenen Studien deutlich, die keine meßbare Veränderung der Prognose durch Notfallendoskopie zeigen konnten. Man ist deshalb heute bestrebt, erst bei optimalen Voraussetzungen innerhalb der ersten 6–24 h mit der apparativen Diagnostik zu beginnen. Von Bedeutung sind hier im wesentlichen 3 Verfahren: 1) Endoskopie, 2) Angiographie, 3) Technetiumszintigraphie.

Die endoskopischen Verfahren, d.h. Ösophagogastroduodenoskopie, Rektoskopie und Koloskopie, sind in der Mehrzahl der Fälle in der Lage, die Blutungsquelle aufzudecken. Darüber hinaus ermöglicht die direkte Inspektion der Blutungsquelle Aussagen über die Prognose. In der Klassifikation von Forrest et al. werden 3 verschiedene Verlaufsformen unterschieden (Tabelle 5.2). Als besonders bedrohlich gelten aktive (Typ I) oder sistierte Blutungen mit sichtbarem Gefäßstumpf, Hämatom bzw. Gerinnsel auf der Läsion (Typ II). Außerdem kann endoskopisch therapiert werden: durch Sklerosierung von Varizen, Laserkoagulation, Elektrokoagulation, Unterspritzung etc. Eingeschränkt wird die Endoskopie durch behinderte Sichtverhältnisse infolge starker Beläge mit Blut oder Stuhl. In diesen Fällen

Tabelle 5.2. Klassifizierung der gastrointestinalen Blutungen anhand des endoskopischen Befundes. (Nach [2])

Typ	*Verlaufsform*	*Kriterien*
I a	Aktive Blutung	Arterielle, spritzende Blutung
I b	Aktive Blutung	Sickerblutung
II	Sistierte Blutung	Sichtbarer Gefäßstumpf, Hämatin bzw. Koagel auf Läsion
III	Keine Blutung	Läsion ohne obige Kriterien

hat sich die vorherige Magenspülung bzw. orthograde Darmspülung bewährt.
Die *Angiographie* ermöglicht eine Darstellung der Blutungsquelle anhand des Austritts von Kontrastmittel in das Magen- bzw. Darmlumen. Hierzu ist – je nach der Geübtheit des Untersuchers – ein mittlerer Blutverlust von etwa 0,5–2 ml/min nötig. Durch die Instillation von vasokonstriktiv wirkenden Medikamenten oder das Gefäß obliterierenden Substanzen ist gleichzeitig auch eine Blutstillung möglich. Von besonderem Wert ist die Angiographie bei der Diagnose blutender Kolondivertikel oder dem Nachweis einer Angiodysplasie im rechten Kolon.
Durch *Szintigraphie* mit durch Technetium markiertem Schwefelkolloid bzw. Erythrozyten lassen sich ebenfalls gastrointestinale Blutungen gut lokalisieren. Technetium ermöglicht darüber hinaus in einfacher Weise die Darstellung eines Meckel-Divertikels als potentieller Blutungsquelle. Die Bedeutung der szintigraphischen Verfahren wird insofern eingeschränkt als dafür Geräte benötigt werden, welche nicht überall verfügbar sind. Nach tierexperimentellen Untersuchungen lassen sich noch Blutverluste in der Größenordnung von 0,1 ml/min feststellen.

Basisdiagnostik bei massiver Blutung

Die *diagnostische Strategie* unterscheidet sich, je nachdem ob es sich um Hämatemesis, Hämatochezie oder um einen okkulten Blutverlust handelt. In der Praxis hat es sich bewährt, bei allen Patienten mit massiver Blutung ein diagnostisches Basisprogramm durchzuführen:

Diagnostisches Basisprogramm bei Patienten mit massiver gastrointestinaler Blutung

- Anamnese, Befund
- Blutbild (Hämoglobin, Hämatokrit, Leukozyten, Thrombozyten)
- Gerinnungsstatus (Quick-Test, partielle Thromboplastinzeit etc.)
- Blutgruppe
- Blutdruck, Pulsfrequenz, zentraler Venendruck
- Magensonde (fakultativ)

Dieses Programm kann je nach klinischem Bild variiert bzw. wiederholt werden. Bei Verbrauchskoagulopathie werden weitere Parameter der Blutgerinnung, z.B. Fibrinogen oder Antithrombin III, gemessen. Durch eine Magensonde läßt sich eine obere intestinale Blutung diagnostizieren bzw. der Verlauf kontrollieren.

Ergänzende Untersuchungen bei massiver Blutung

Hämatemesis. Das Erbrechen von Blut bzw. „Kaffeesatz" zeigt eine Blutungsquelle im oberen Gastrointestinaltrakt an. Das diagnostische Vorgehen ist im folgenden Schema dargestellt:

Ösophagogastroduodenoskopie
↓
Angiographie/Szintigraphie
↓
Inspektion der Papille mit Seitblickendoskop/ERCP

Meläna. Schwarze Blutstühle finden sich bei Blutungen im oberen Intestinaltrakt und im unteren Intestinaltrakt mit der Ausnahme des linken Kolons. Diagnostisches Vorgehen wie folgt:

Ösophagogastroduodenoskopie
↓
Koloileoskopie/Doppelkontrasteinlauf
↓
Angiographie/Szintigraphie

Der Doppelkontrasteinlauf ist hier als Alternative zur Koloileoskopie angegeben; dies gilt insbesondere dann, wenn das endoskopische Verfahren nicht verfügbar ist. Ähnliches betrifft die Szintigraphie, die in mancher Hinsicht gegenüber der Angiographie Vorteile bietet, die jedoch ebenfalls nicht überall durchgeführt werden kann.

Hämatochezie. Bei der Entleerung von rotem Blut aus dem After kommen Quellen im gesamten Gastrointestinaltrakt in Frage. Das diagnostische Vorgehen ist ähnlich wie beim Auftreten von Meläna; statt einer Ösophagogastroduodenoskopie kann man zum Ausschluß einer oberen gastrointestinalen Blutung versuchen, mittels Sondierung gewonnenen Magensaft zu bewerten. Diagnostisches Schema wie folgt:

Rektoskopie
↓
Ösophagogastroduodenoskopie
↓
Koloileoskopie/Doppelkontrasteinlauf
↓
Angiographie/Szintigraphie

Untersuchungen bei chronischem bzw. okkultem Blutverlust
Im Gegensatz zu den Fällen mit akuter Blutung lassen sich Zustände von chronischem Blutverlust oft schwer beurteilen. Der erste diagnostische Schritt gilt der Objektivierung der Blutung durch den Nachweis von Blut im Stuhl. Dies kann bei geringem Blutverlust auf chemischem Wege erfolgen, beispielsweise durch den Haemocculttest. Auf diese Weise wird eine Blutung ab 2 ml/24 h erfaßbar. Eine weitere Möglichkeit, chronischen Blutverlust abzuschätzen, ist der Nachweis einer Eisenmangelanämie mit erniedrigten Serumspiegeln von Eisen, Hämoglobin, erniedrigtem Hämatokrit sowie erhöhter Serumeisenbindungskapazität. Unter physiologischen Bedingungen sind hier Änderungen ab einem durchschnittlichen Blutverlust von 10 ml/24 h zu erwarten.

Literatur

1. Boley SJ, Brandt LJ, Frank MS (1981) Severe lower intestinal bleeding: diagnosis and treatment. Clin Gastroenterol 10: 65–91
2. Forrest JAH, Finlayson NDC, Shearman DJC (1974) Endoscopy in gastrointestinal bleeding. Lancet II: 394–397
3. Halter F (1981) Differentialdiagnose der Colitis ulcerosa. Schweiz Med Wochenschr 111: 773–778
4. Law DDH, Watts HD (1978) Gastrointestinal bleeding. In: Sleisenger MH, Fordtran JS (eds) Gastrointestinal disease. Saunders, Philadelphia London Toronto, pp 217–240

6 Schluckbeschwerden

6.1 Einleitung

Schluckbeschwerden sind ein empfindliches Zeichen von Erkrankungen im Rachen oder in der Speiseröhre. Man unterscheidet Schmerzen beim Schluckakt (Odynophagie) und die mechanische Behinderung des Schluckaktes, mit dem Gefühl des Steckenbleibens von Speisen (Dysphagie). Weitere wichtige Symptome sind ein retrosternales, evtl. vom Epigastrium in den Rachen aufsteigendes Gefühl von Brennen oder Hitze (Sodbrennen) und das Zurückfließen von geschluckter Flüssigkeit in den Mund ohne Brechakt (Regurgitation). Beim „Globusgefühl" klagen die Patienten über die Mißempfindung, daß ein Kloß in ihrem Hals stecken würde. Das Schlucken von festen und flüssigen Speisen wird gleichzeitig nicht beeiträchtigt.
Ältere Menschen klagen weniger über Schluckbeschwerden, sondern hören einfach mit dem Essen auf. Da beispielsweise beim Karzinom der Speiseröhre das Trinken in der Initialphase nicht gestört wird, kann die Grundkrankheit längere Zeit übersehen werden.

6.2 Pathophysiologie

Beim normalen Schluckakt werden durch das feine Zusammenspiel der willkürlichen Mund- und Rachenmuskulatur sowie der unwillkürlichen Speiseröhren- und Magenmuskulatur feste und flüssige Speisen von der Mundhöhle in den Magen transportiert. Treibende Kraft ist ein durch Muskelkontraktion erzeugter Druckanstieg, welcher 200 mm Hg (~27 k Pa) erreichen kann. Hierbei wird jeweils das proximale Segment fest verschlossen und das distale Segment relaxiert.

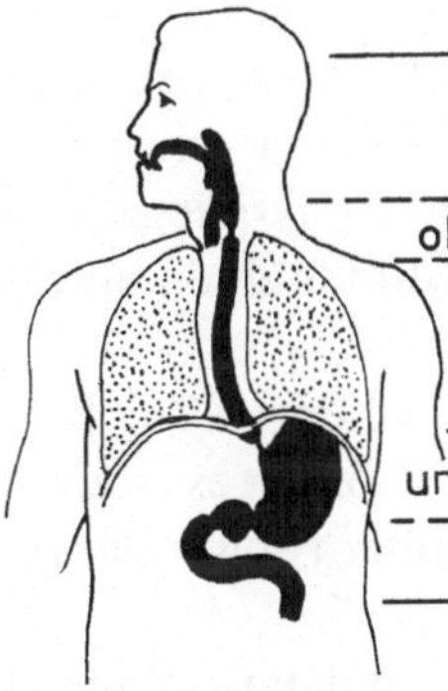

	Ruhedruck	Druck b.Schlucken
Mundhöhle Oropharynx	Atmosphäre	Anstieg
oberer Sphinkter	über Atmosphäre	Abfall,dann Anstieg
Speiseröhre	unter Atmosphäre	Peristaltik, hoher Druck
unterer Sphinkter	über Bauchdruck	Abfall,dann Anstieg
Magen	über Atmosphäre	rezeptive Relaxation

Abb. 6.1. Drücke in Rachen, Speiseröhre und Magen bei Ruhe und während des Schluckakts (nach [2]). Der relative Unterdruck in der Speiseröhre übt einen Sog auf die Luft im Rachenraum bzw. den Mageninhalt aus. Ein Einstrom wird jedoch durch die Sphinktere weitgehend verhindert

Unter Ruhebedingungen entspricht der Druck in der Speiseröhre dem intrathorakalen Druck (Abb. 6.1). Da dieser geringer als der atmosphärische bzw. intraabdominelle Druck ist, entsteht ein Druckgradient, welcher zu einem Einstrom von Luft aus dem Rachenraum bzw. zum Übertritt von Mageninhalt in die Speiseröhre führen würde. Um dies zu verhindern, sind Schließmuskeln am Eingang in die Speiseröhre (oberer Ösophagussphinkter) und am Übergang der Speiseröhre in den Magen (unterer Ösophagussphinkter), angelegt. Sie erzeugen einen Verschlußdruck, welcher höher ist als der Druck in der Atmosphäre bzw. im Bauchraum. Durch die Messung dieser Drücke wird eine Objektivierung der Funktion ermöglicht.

Der Schluckakt beginnt unter der Mitwirkung der Zunge mit einer willkürlichen Verschiebung von Speisen aus der Mundhöhle in den Rachen. Von dort werden afferente Impulse zum Schluckzentrum in der Medulla oblongata ausgelöst. Dieses übernimmt daraufhin die Koordination des weiteren Schluckvorganges: Verschluß von Luftröhre und Epipharynx, Öffnung des oberen Ösophagussphinkters, Transport mittels geordneter peristaltischer Kontraktionen durch die Speiseröhre, Öffnung des unteren Sphinkters, Relaxierung des Magens, Verschiebung in den Magen. Dieser Vorgang dauert 5–9 s.

Neben dem Pharynx wird auch die Speiseröhre reichlich von afferenten Nerven versorgt. So werden beispielsweise beim Liegenbleiben von Speisen im Ösophagus „sekundäre" peristaltische Wellen in der Speiseröhre erzeugt. Sie sind nicht wie die „primären" peristaltischen Wellen mit Schluckvorgängen im Mund oder Rachen verknüpft und werden auch nicht bemerkt, da unter physiologischen Bedingungen nur Reize vom Pharynx bzw. der Mundhöhle wahrgenommen werden.

Schmerzempfindungen entstehen in der Speiseröhre durch Zug bzw. Dehnung (vgl. Kap. 1). Bei starken Schmerzreizen kommt es zu einer Schmerzübertragung in den Rücken, in die Schultern sowie die Innenseite des linken Armes.

Aus verschiedenen Gründen findet der untere Ösophagussphinkter besondere Beachtung. Er unterhält einen Ruhedruck von 10–40 mm Hg (~1,3–5,3 k Pa). Bereits am Beginn des Schluckaktes kommt es zu einer Relaxation, die schließlich den Durchtritt von Speisen ermöglicht. Die Regulation erfolgt durch das vegetative Nervensystem und durch Hormone. Kontraktionsreize werden sowohl vom Sympathikus als auch von cholinergen Nerven des Vagus vermittelt. Eine Relaxation wird dagegen durch nichtcholinerge, nichtadrenerge, sog. „peptiderge" Fasern des Vagus hervorgerufen. Ein ähnlicher Effekt kann durch Sekretin oder Progesteron ausgeübt werden, während durch Gastrin der Druck im unteren Ösophagussphinkter erhöht wird.

Auch unter physiologischen Bedingungen kommt es im Verlauf des Tages häufiger zum Reflux von Mageninhalt in die Speiseröhre. Begünstigend wirkt ein niedriger Druck im unteren Ösophagussphinkter, beispielsweise infolge einer Hiatushernie oder eines erhöhten Gestagenspiegels bei Gravidität bzw. antikonzeptiver Hormontherapie. Es resultiert in manchen Fällen eine *Refluxösophagitis*. Hierbei zeigt die Schleimhaut in unterschiedlichem Ausmaß entzündliche oder metaplastische Veränderungen. Ein Spasmus der Speiseröhrenmuskulatur soll die Ursache von schmerzhaftem „Sodbrennen" sein. Während der Zusammenhang zwischen pathologischem Reflux und Ösophagitis als gesichert angesehen wird, ist die Frage unklar, inwieweit Säure, Verdauungsenzyme, z. B. Pepsin, oder Gallebestandteile, schädigen. Im Vergleich ist alkalischer Reflux, z. B. nach Magenresektionen, agressiver als saurer Reflux.

Bei manchen Patienten kann sich der untere Speiseröhrensphinkter beim Schluckvorgang nicht öffnen; man beobachtet stattdessen eine

forcierte Kontraktion. Dieses Syndrom wird als *Achalasie* bezeichnet: Es kommt zur Retention von Speisen im Ösophagus, die Speiseröhre ist sackartig erweitert.
Als Ursache der Achalasie wird eine Zerstörung der intramuralen parasympatischen postganglionären Nerven angenommen. Umschriebene Funktionsstörungen bzw. Wegsamkeitsstörungen der Speiseröhre, beispielsweise durch Neoplasmen, führen in der Initialphase vorwiegend zur Dysphagie bei Genuß von festen Speisen. Das Schlucken von Flüssigkeiten wird dagegen weniger beeinträchtigt. Die Ursache ist darin zu suchen, daß Flüssigkeiten kaum an der Wand haften und bei aufrechter Körperhaltung entsprechend ihrem Gewicht, unabhängig von der Peristaltik, rasch bis zum unteren Ösophagussphinkter fließen. Dort sammeln sie sich bis zum Eintreffen einer primären oder sekundären peristaltischen Welle, welche sie dann in den Magen verschiebt [2].

6.3 Klinik

Schluckbeschwerden treten bei einer Vielzahl von Erkrankungen auf: Siehe S. 92.
Bei älteren Patienten ist die wichtigste Ursache das Ösophaguskarzinom. Jede länger als 14 Tage anhaltende Symptomatik sollte deshalb der Anlaß zu einer gründlichen Untersuchung sein. In der Praxis hat es sich bewährt, zwischen einer oropharyngealen und einer ösophagealen Ursache zu unterscheiden. Entsprechend wird auch im folgenden die Symptomatik dargestellt. Ein besonderes Gewicht ist dabei auf die Anamnese gelegt, die in den meisten Fällen bereits eine Verdachtsdiagnose ermöglicht.

6.3.1 Oropharyngeale Schluckbeschwerden

Das Kennzeichen von oropharyngealen Schluckbeschwerden ist ein gestörter Übertritt der Speisen von der Mundhöhle in den Ösophagus am Beginn des Schluckaktes.
Es kommt zu einem Rückfluß oder zu einem Übertritt in die Luftröhre bzw. in den Epipharynx und in die Nasenhöhle. Bei einem Di-

1) *Oropharyngeale Schluckbeschwerden*
- Neurologische Erkrankungen (zerebrale Durchblutungsstörungen, Hirntumoren, Poliomyelitis, Botulismus, Diphtherie, Encephalomyelitis disseminata, Syringomyelie)
- Muskelerkrankungen (Dermatomyositis, Polymyositis, Thyreotoxikose, Myxödem, Akromegalie, Myotonie, Myasthenie)
- Lokale Erkrankungen (Entzündungen, Tumoren, Membranbildungen, Fisteln, Divertikel, Kropf)
- Funktionsstörungen (Inkoordination zwischen Pharynx und oberem Sphinkter, Hemmung der Sphinkterrelaxierung)

2) *Ösophageale Schluckbeschwerden*
- Motilitätsstörungen (Achalasie, Ösophagospasmus, Sklerodermie und andere Kollagenosen, Polyneuropathie bei Diabetes, Alkoholismus etc., Muskeldystrophie, Folgezustand nach Vagotomie)
- Entzündungen (Verätzung durch Säure oder Lauge, Refluxösophagitis, Soor, Herpes)
- Medikamentenschäden
- Neoplasmen
- Lumenverlegung durch Fremdkörper oder Nahrungsbolus
- Strikturen, Membranbildungen, Dysphagia lusoria
- Kompression von außen durch raumfordernde Prozesse in Lungen, Mediastinum, Brust

vertikel verlassen die Speisen zwar die Mundhöhle, sie werden jedoch sofort wieder zurückgeschoben. Strikturen lassen das gleiche Verhalten erkennen; Flüssigkeiten können jedoch in der Regel passieren. Ein fehlender Verschluß des Epipharynx äußert sich im Übertritt von Speisen in die Nase. In ähnlicher Weise werden bei fehlerhaftem Abschluß des Larynx bzw. bei Fisteln Speisen in das Bronchialsystem transportiert, was zu heftigem Hustenreiz führt. Man kann aus den anamnestischen Angaben eine Diagnose mit einiger Zuverlässigkeit stellen; in Abb. 6.2 ist eine Anleitung hierzu wiedergegeben.

6.3.2 Ösophageale Schluckbeschwerden

Erkrankungen der Speiseröhre gehen entweder auf organische Ursachen oder auf Motilitätsstörungen zurück. Die Beschwerden können

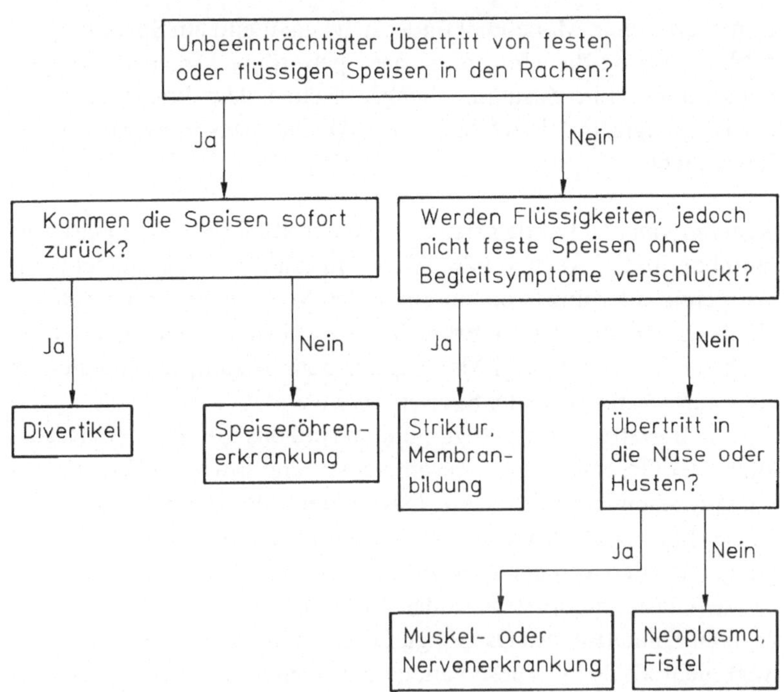

Abb. 6.2. Frageschema für die Differenzierung von oropharyngealen Schluckbeschwerden. (Nach [3])

im einzelnen Fall sehr unterschiedlich sein, einerseits weil viszerale Schmerzen vom Ösophagus nur ungenau empfunden werden, zum anderen, weil die Speiseröhre sehr anpassungsfähig ist. Es ist immer wieder überraschend, wie gering beispielsweise die Klagen bei erheblichen Dilatationen oder Stenosen sind. Die wichtigsten ösophagealen Symptome sind Dysphagie, Regurgitation, retrosternale Schmerzen, Husten sowie Obstruktion.

Dysphagie. Die Patienten berichten, sie könnten nicht ordentlich schlucken oder die Speisen würden im Ösophagus steckenbleiben. Die Ursachen sind entweder eine Achalasie oder Striktur. Kennzeichnend ist ein zeitlicher Zusammenhang zwischen der Beschwerde und der Nahrungsaufnahme. Dysphagie, die unabhängig vom Essen auftritt, ist entweder ein übertragenes Phänomen oder funktionell erklärbar. Manchmal findet sich begleitend ein Spannungsgefühl, als würde die Umgebung der Speiseröhre (Trachea, Lungen) komprimiert. Ein Zusammenhang zwischen dem Präsentationsort der Dysphagie und dem Sitz des Krankheitsprozesses existiert in der Regel nicht.

Regurgitation. Es handelt sich hier um den Rückfluß von Speiseröhreninhalt in den Rachen bzw. in die Mundhöhle. Meistens fehlt ein Würgereiz, allerdings können durch den Vorgang der Regurgitation Übelkeit, Brechreiz und Erbrechen ausgelöst werden. Kommt es auch zur Entleerung von Material aus dem Magen, so schließt dies eine starre Verengung der Speiseröhre aus.

Für die Bewertung einer Regurgitation sind das Volumen des Regurgitats, der Geschmack, die Zusammensetzung sowie zeitliche Faktoren von besonderem Interesse. Das *Volumen* des Regurgitats erlaubt Rückschlüsse auf die Größe der Speiseröhre: unter normalen Bedingungen werden weniger als 30 ml entleert; tiefsitzende Stenosen, z. B. bei Achalasie, Neoplasmen oder Zustände nach Vagotomie führen zu einer Dilatation des Ösophagus, das Volumen des Regurgitats beträgt mehr als 30 ml. Diese Patienten trinken ggf. 100 ml Flüssigkeit, ohne besondere Beschwerden anzugeben. Der *Geschmack* kann Hinweise auf den Ursprungsort des Regurgitats geben; stammt es aus dem Magen, so schmeckt es entweder sauer oder durch Gallebeimengung bitter; Speiseröhreninhalt schmeckt dagegen nach der vorher eingenommenen Speise; eventuelle Schleimbeimengungen sind geschmacklos. Durch bakterielle Zersetzung kann (selten) ein fäkaler Geschmack entstehen.

Die *Zusammensetzung* des Regurgitats liefert weitere Informationen. Reichliche Beimengungen von klarem Schleim sprechen für eine totale Obstruktion bzw. Achalasie mit Speichelbildung; ist Galle enthalten, so beweist dies: Ursprungsort = Magen.

Die Art der Speiseröhrenerkrankung kann manchmal aus dem *zeitlichen Abstand* zur Nahrungsaufnahme erschlossen werden. Versucht der Patient, in der Speiseröhre retinierte Speisen durch Trinken von Flüssigkeit weiterzuschieben, so kommt es ca. 15–30 s später zur Regurgitation beim Vorliegen einer peptischen oder neoplastischen Striktur. Liegt eine Achalasie oder ein fortgeschrittenes Neoplasma vor, verlängert sich das Intervall auf ca. 30–90 s. Längere Zeiten oder das Fehlen eines zeitlichen Zusammenhangs finden sich bei einer Hiatushernie oder einem Divertikel.

Schmerzen. Retrosternale Schmerzen bereiten manchmal erhebliche differentialdiagnostische Schwierigkeiten. Sie können neben der Speiseröhre auch von den übrigen Thoraxorganen ausgehen sowie vom Magen und von der Gallenblase. Die häufigsten Ursachen sind jedoch Speiseröhrenleiden und koronare Herzerkrankungen:

Ursachen von Retrosternalschmerzen

---

1) *Speiseröhrenerkrankungen*
   - Ösophagitis (Reflux, Soor, Verätzungen durch Säure oder Lauge)
   - Funktionsstörungen (Achalasie, Ösophagusspasmus)
   - Neoplasmen

2) *Herz- und Gefäßerkrankungen*
   - Koronare Herzkrankheit (Angina pectoris bei Ischämie bzw. Infarkt)
   - Perikarditis
   - Aortenaneurysma, Aortitis

3) *Sonstige Erkrankungen*
   - (Ulkus am Mageneingang, Cholelithiasis, Pleurodynie, Sternalerkrankungen – z. B. Myelom oder Leukosen –, Mediastinitis infolge Ösophagusruptur oder Pneumothorax, Bronchialasthma)

Durch Dehnung der Speiseröhre mit aufblasbaren Ballons werden viszerale Schmerzen erzeugt, die nach ventral etwa in die betreffende Höhe lokalisiert werden. Ein stärkerer Dehnungsreiz führt zur Schmerzübertragung in den Rücken, die Schultern und in den linken Arm (vgl. auch Kap. 1). Schmerzen bei Speiseröhrenerkrankungen lassen dagegen nicht auf den Ort der Erkrankung schließen. Eine Erklärung für dieses abweichende Verhalten dürfte in der Tatsache zu suchen sein, daß es eine „isolierte“ Speiseröhrenerkrankung nicht gibt; selbst wenn nur ein kleiner, umschriebener Bezirk betroffen wird, ist mit einer globalen Beeinträchtigung der Funktionen zu rechnen.
Eine grobe Korrelation besteht indessen – ähnlich wie im Experiment – zwischen der Schmerzintensität und dem Ausmaß der Übertragung.
Geringe Informationen ergeben sich in der Regel aus dem *Schmerz-*

charakter. Angaben wie Sodbrennen, Spannungsgefühl, Krämpfe etc. erlauben keine spezifischen Rückschlüsse.

Der *zeitliche Zusammenhang* zwischen der Nahrungsaufnahme und dem Auftreten von Schmerzen ist manchmal aufschlußreich. Bei einer Striktur werden Schmerzen nur nach Genuß von festen Speisen angegeben; sie treten rasch, d.h. innerhalb von 10 s nach dem Schluckbeginn, auf. Eine Erleichterung wird dann angegeben, wenn die Nahrung die Stenose passiert hat oder wenn sie regurgitiert wurde. Bei Stenosen infolge Kompression von außen, beispielsweise durch einen vergrößerten rechten Vorhof, klagen die Patienten ebenfalls über Dysphagie. Kennzeichnend ist jedoch ein Gefühl des langsamen Weitertransports bis in den Magen; eine Regurgitation fehlt. Ein rascher Beginn von Mißempfindungen nach Schluckbeginn findet sich auch bei funktionellen Störungen. Schmerzen, die als permanent angegeben, jedoch nach dem Schlucken von festen Speisen, heißen Getränken, Fruchtsäften oder Alkohol verstärkt werden, lenken den Verdacht auf benigne oder maligne ulzerierende Speiseröhrenerkrankungen. Ist der Beginn der Beschwerde plötzlich, so kommen auch ein Soor oder eine funktionelle Ursache in Frage.

Ein Kennzeichen der Achalasie sind retrosternale Schmerzen, die unabhängig vom Essen, der Körperhaltung oder der Tageszeit für wenige Sekunden oder Minuten auftreten und sehr peinigend sein können. Durch Genuß kalten Wassers werden die Beschwerden gelindert oder beseitigt. Antazida oder Spasmolytika haben keine Wirkung.

Postprandiale Schmerzen, die etwa 1–2 h nach den Mahlzeiten bemerkt werden und die durch Vorbeugen des Oberkörpers, Liegen, tiefe Inspiration oder forcierte Anspannung der Bauchmuskulatur provoziert werden, sind charakteristisch für gastroösophagealen Reflux. Durch Antazida werden die Beschwerden schlagartig gebessert, während Fruchtsäfte, Alkoholika oder heiße Getränke die Schmerzen auslösen bzw. verstärken können.

Husten. Hustenreiz wird von Rezeptoren der Larynx- und Tracheobronchialschleimhäute ausgelöst. Durch Dehnung des kranialen Ösophagus entsteht in der Regel kein Husten; eine Ausnahme sind große Divertikel, die infolge Kompression von außen zu Beschwerden führen.

Hustenreiz, der sofort beim Schlucken erzeugt wird, kennzeichnet oropharyngeale Erkrankungen, beispielsweise einen fehlerhaften Verschluß des Larynx durch die Epiglottis (s. oben), oder eine ösophagotracheale Fistel. Ist die Fistel klein, so kann bisweilen Hustenreiz fehlen oder, wenn wenig Material in die Luftwege gelangt, ein Zeitintervall bis zu 1 min zwischen Schluckakt und dem Auftreten von Beschwerden liegen. Die wichtigste Ursache von Fisteln ist das Bronchialneoplasma.

Bei subtotalem Verschluß der Speiseröhre entwickelt sich durch den Stau der Speisen eine sackartige Dilatation; infolge Überfüllung kann es zu einem Rückfluß in die Luftröhre kommen. In diesen Fällen tritt Hustenreiz mit einem längeren Intervall nach dem Essen auf. Begünstigend wirkt eine liegende Körperhaltung. Manchmal ist ein Husten, der in der Nacht beim Schlafen auftritt, die einzige Beschwerde.

Bisweilen können die Patienten diese Zusammenhänge lebendig schildern. Wird eine zeitliche Verzögerung zwischen dem Übertritt der Speisen und dem Auftreten von Hustenreiz angegeben, so ist dies ein Hinweis auf eine Sensibilitätsstörung infolge maligner Infiltration der beteiligten Nerven.

Obstruktion. Verengungen der Speiseröhre entstehen durch peptische Strikturen, Neoplasmen oder im Rahmen der Achalasie. Das Beschwerdebild hängt von den Abmessungen des stenosierten Bezirkes, insbesondere dem Durchmesser, von der verbliebenen Dehnungselastizität sowie von der Viskosität der Nahrung ab. Ein wichtiger Gesichtspunkt ist auch die zeitliche Entwicklung der Symptome. Bei rigiden *Strikturen,* beispielsweise nach Verätzung oder Refluxösophagitis, ist bis zu einem Durchmesser von 4 mm das Trinken wenig beeinträchtigt; Dysphagie wird dagegen nach Genuß von festen Speisen angegeben. Die Beschwerden entwickeln sich bei benignen Prozessen allmählich im Verlauf von Monaten oder Jahren. Malignome verlaufen längere Zeit symptomlos, da sie zunächst einseitig wachsen und durch Dehnung des nichtbefallenen Anteils die Speisen passieren können. Dysphagie tritt auf, wenn ca. ⅔ des Umfangs infiltriert wurden. Die Symptome beginnen dann zumeist schlagartig.

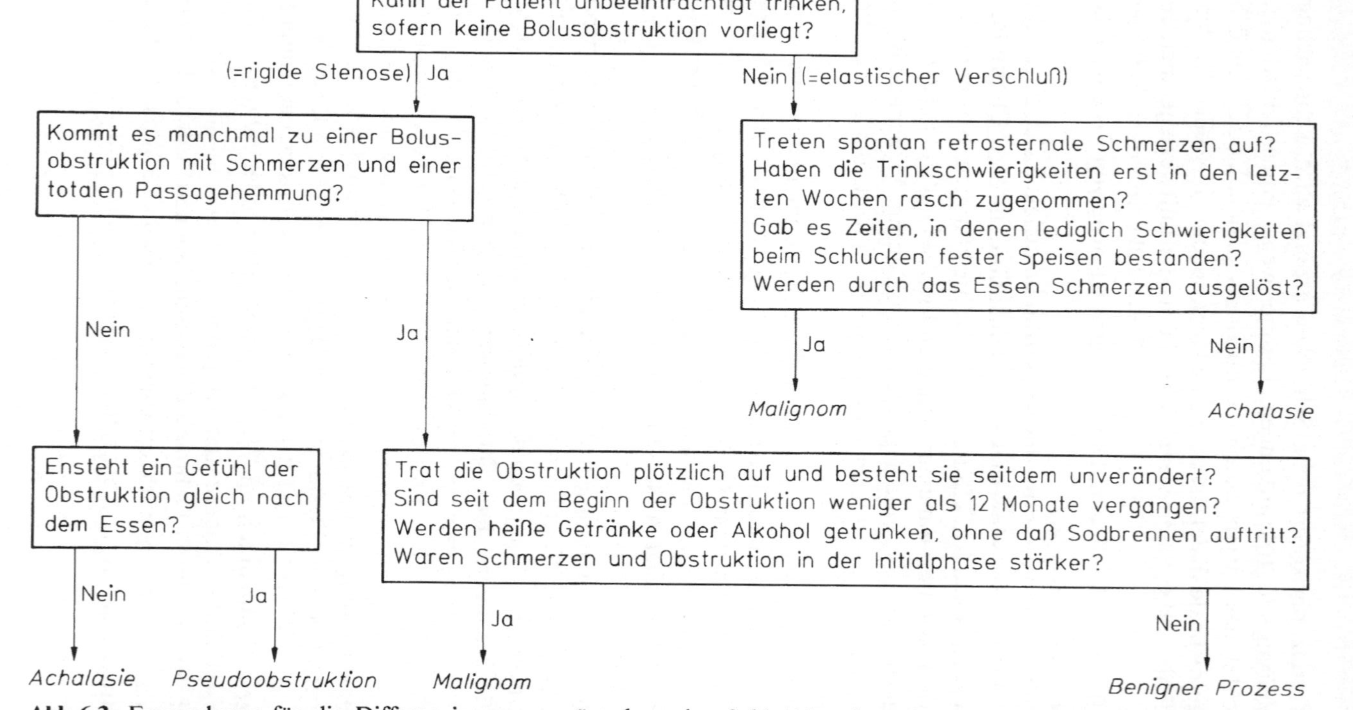

Abb. 6.3. Frageschema für die Differenzierung von ösophagealen Schluckbeschwerden (nach [3]). Eine oropharyngeale Symptomatik kann nach dem in Abb. 6.2 gezeigten Schema ausgeschlossen werden

Schmerzen kennzeichnen peptische Strikturen, besonders wenn sie nach dem Genuß von Alkohol oder heißen Getränken bemerkt werden. Bei Neoplasmen treten bisweilen in den Frühstadien Schmerzen auf; daß sie später ausbleiben, wird auf den destruierenden Umbau zurückgeführt.

Die *Achalasie* läßt sich als elastischer Verschluß der Speiseröhre, welcher sich durch forcierten Druck öffnen kann, auffassen. Die Beschwerden beginnen schlagartig und betreffen flüssige und feste Speisen in gleicher Weise. Die Patienten berichten über eigentümliche Manöver, wie Essen im Stehen, Valsalva-Atmung, reichliches Trinken, durch welche der Schluckakt ermöglicht wird. Schmerzen treten unabhängig vom Essen auf. Der Allgemeinzustand ist wenig beeinträchtigt. Die wichtigste Differentialdiagnose ist das Neoplasma, besonders bei Lokalisation im unteren Ösophagus oder an der Kardia. Beim Karzinom besteht – wie oben dargelegt – in der Initialphase eine isolierte Dysphagie für feste, nicht jedoch für flüssige Speisen. Diese Angabe gilt als empfindliches Unterscheidungsmerkmal. Die Anamnese ist in der Regel kürzer, zumeist betrifft sie einen Zeitraum von wenigen Wochen; der Allgemeinzustand ist reduziert.

Ein Flußdiagramm, mit dessen Hilfe in den meisten Fällen bei ösophagealen Schluckbeschwerden anhand anamnestischer Angaben eine Verdachtsdiagnose gestellt werden kann, zeigt Abb. 6.3.

6.3.3 Körperliche Untersuchung

Im Vergleich zur Anamnese ist die körperliche Untersuchung für die Beurteilung von Schluckbeschwerden wenig ergiebig. Bei Verdacht auf *oropharyngeale Erkrankung* ist die Beobachtung des Patienten beim Essen oder Trinken aufschlußreich. Daneben sollten Mundhöhle und Pharynx untersucht werden. Das Interesse sollte sich weiter auf neurologische Erkrankungen, Kollagenosen, Myopathien und das Vorliegen einer Struma richten. Bei *oesophagealer Symptomatik* kann ein Trinkversuch durchgeführt werden: Unter physiologischen Bedingungen lassen sich nach 5–13 s Plätschergeräusche als Zeichen für den Eintritt in den Magen auskultieren. Eine Verlängerung des Zeitintervalls bzw. fehlende Plätschergeräusche finden sich besonders bei Funktionsstörungen des unteren Sphinkters. Man achtet auf Hautveränderungen (Sklerodermie!), Tumorzeichen oder Lungenveränderungen (Aspiration!).

6.3.4 Wichtige Ursachen von Schluckbeschwerden

Oesophagitis. Entzündungen der Speiseröhre entstehen durch Infektionen, Intoxikationen oder durch physikalische Einwirkungen. Das führende Symptom ist der retrosternale Schmerz, welcher evtl. in den Rücken, in die Schultern oder in den linken Arm übertragen wird.

Die häufigste Ursache einer Entzündung und die häufigste Speiseröhrenerkrankung überhaupt ist der pathologische *gastroösophageale Reflux.* Durch eine Störung am unteren Ösophagussphinkter kommt es zu einem vermehrten Übertritt von aggressivem Material aus dem Magen, wobei offenbar eine axiale Hiatushernie begünstigend wirkt. Weitere Ursachen sollen die ungenügende Ösophagusclearance, die gestörte Abwehrfunktion der Schleimhaut oder die Zusammensetzung des refluierenden Materials sein [1]. Die Patienten klagen über Sodbrennen, außerdem über Regurgitation, saures Aufstoßen, Hypersalivation, Dysphagie, Odynophagie. In der Regel finden sich erosive Veränderungen der Ösophagusschleimhaut am Übergang in den Magen. Eine Korrelation zwischen subjektiven Beschwerden und Schleimhautbefund ist nicht immer vorhanden. Schwere Verläufe sind durch die Bildung von Strikturen, Stenosen sowie den Ersatz des Plattenepithels der distalen Speiseröhre mit Zylinderepithel gekennzeichnet. Die Speiseröhre wird in diesen Fällen scheinbar verkürzt („Endobrachyösophagus"). Im Zusammenhang mit der umgebauten Schleimhaut können Ulzera entstehen („Barrett-Ulkus"). Die Diagnose läßt sich am leichtesten durch die Endoskopie mit gezielter Schleimhautbiopsie sichern. Die Verschlußfunktion des unteren Ösophagussphinkters ist mittels Manometrie und der Reflux durch pH-Metrie erfaßbar.

In den letzten Jahren mehren sich die Mitteilungen über entzündliche Veränderungen der Speiseröhre, besonders Ulzera und Strikturen, welche im Zusammenhang mit der Ingestion von *Medikamenten* aufgetreten sind. Ätzende Wirkungen sind offenbar bei längerdauerndem Kontakt mit der Schleimhaut bzw. bei Einnahme ohne Flüssigkeit möglich. Nach einer kürzlich veröffentlichten Übersichtsarbeit über 221 Fälle der Weltliteratur wurde die Erkrankung am häufigsten durch Tetrazykline ausgelöst [4]. Im übrigen fanden sich Symptome bei sehr unterschiedlichen Wirkstoffen (vgl. Übersicht).

Medikamente, welche bei oraler Aufnahme allein oder in der Kombination zu Ösophagusulzera geführt haben. (Nach 4)

- Antibiotika (Tetrazykline, Clindamycin, Erythromycin, Penicillin, Lincomycin)
- Eisenpräparate
- Kaliumchlorid
- Analgetika/Antiphlogistika (Azetylsalizylsäure, Indomethazin, Phenylbutazon, Phenacetin)
- Prednison
- Ascorbinsäure
- Alprenolol
- Emepromiumbromid
- Glibenclamid
- Thioridazin
- Distraneurin

Das klinische Bild war gekennzeichnet durch retrosternale Schmerzen, Odynophagie und Dysphagie. Selten traten als Komplikationen Perforation, Mediastinitis oder Blutungen auf. 5 Todesfälle ereigneten sich durch Kaliumchlorid (n = 4) bzw. Indomethazin (n = 1). Bei den meisten Patienten war der Verlauf günstig: nach 8 Tagen bestand Symptomfreiheit. Zur Prophylaxe sollten Patienten angehalten werden, Medikamente nur mit reichlich Flüssigkeit und in aufrechter Körperhaltung einzunehmen.
Sodbrennen ist kein spezifisches Symptom der Ösophagitis. Es findet sich häufiger bei Gesunden ohne nachweisbare organische Veränderungen. Manchmal ist es auch ein Zeichen der Cholelithiasis und verschwindet nach der Cholezystektomie.

Achalasie und diffuser Ösophagusspasmus. Funktionsstörungen der Speiseröhre betreffen die Peristaltik im tubulären Ösophagus und die Erschlaffung des unteren Sphinkters. Bei der *Achalasie* fehlen geordnete peristaltische Bewegungen sowie die schluckreflektorische Erschlaffung des unteren Ösophagussphinkters. Dieser bleibt stattdessen kontrahiert. Die Beschwerden können sehr unterschiedlich sein; manche Patienten bleiben trotz fortgeschrittenem Funktionsausfall lange Zeit symptomfrei. Auffallend ist auch die Abhängigkeit von psychischen Faktoren. Durch die beeinträchtigte Erschlaffung des unteren Sphinkters kommt es zu einem Stau fester und flüssiger Speisen im Ösophagus. Es resultiert eine sackartige Dilatation. Die Patienten klagen über Dysphagie, Regurgitation (besonders nachts) und Aspiration. Schmerzen sind vergleichsweise selten (zur Symptomanalyse vgl. Abb. 6.3). Bei den objektiven Untersuchungsverfahren steht die Röntgendiagnostik an erster Stelle. Kennzeichnend sind die Speiseröhrendilatation mit Spiegelbildung und fehlender Peristaltik. Bei den „hypermotilen Formen“ bestehen ungeordnete tertiäre Kontraktionen. Der gastroösophageale Übergang erscheint sektkelchartig in einer Länge von 1–4 cm verengt. Im Magenfundus fehlt eine Luftblase. Durch die Endoskopie läßt sich besonders auch die Stenose am Übergang in den Magen beurteilen; erscheint sie elastisch, so spricht dies für das Vorliegen einer Achalasie; rigide Verengungen lassen dagegen an benigne oder maligne Strikturen denken, insbesondere auch an das kardianahe Magenkarzinom. Die Manometrie erlaubt schließlich die Objektivierung der Funktionsstörung. Für die Diagnostik ist sie in der Regel nicht erforderlich.

Der *diffuse Ösophagusspasmus* ist durch ungeordnete spastische Kontraktionen des tubulären Ösophagus gekennzeichnet. Die schluckreflektorische Erschlaffung des unteren Sphinkters ist gleichzeitig nicht beeinträchtigt. Kennzeichen sind Dysphagie und retrosternale Schmerzen, die nur teilweise beim oder nach dem Essen auftreten und welche durch Nitroglyzerin gebessert werden. Die Diagnose ist manchmal schwierig und wird durch Röntgenuntersuchung sowie Manometrie gestellt. Übergänge zur hypermotilen Form der Achalasie sind fließend. Nach der Meinung mancher Autoren gehören Achalasie und Ösophagusspasmus zum gleichen Krankheitsbild [5].

Hypomotile Funktionsstörungen der Speiseröhre werden selten durch Systemerkrankungen (Sklerodermie) oder durch eine diabetische Neuropathie verursacht.

Zenker-Divertikel. Das Zenker-Divertikel bildet sich an der Hinterwand des Pharynx oberhalb des M. cricothyreoideus. Kennzeichen sind Dysphagie und Fremdkörpergefühl im Hals, welche nur teilweise von der Größe und Füllung des Divertikels abhängen. Vorzugsweise in der Nacht kommt es zur Regurgitation von faulig riechendem Divertikelinhalt. Gefüllte Divertikel erscheinen bisweilen als Vorwölbung am Hals (häufiger links). Im Verlauf einer Mahlzeit kann das Divertikel sich so stark füllen, daß der Eintritt in die Speiseröhre blockiert wird. Manche Patienten verschaffen sich Erleichterung, indem sie durch Drücken das Divertikel entleeren.

Funktionelle Beschwerden. Mißempfindungen ohne organische Grundlage können im Hals und im Verlauf der Speiseröhre auftreten. Die Diagnose eines „funktionellen Krankheitsbilds" sollte jedoch erst nach einer sorgfältigen Durchuntersuchung gestellt werden. Oft findet sich bei einer „typischen" Anamnese eine organische Erkrankung. Besonders Fälle, bei denen durch den Schluckvorgang Beschwerden verstärkt werden, sollten an eine Entzündung oder ein Neoplasma denken lassen.
Kennzeichen des *Globus hystericus* ist ein Kloßgefühl im Hals, welches jedoch den Schluckvorgang nicht beeinträchtigt.
Beim *Syndrom der empfindlichen Speiseröhre* klagen die Patienten über Schmerzempfindungen, welche während oder nach der Passage fester Speisen durch den Ösophagus auftreten. Langsames Trinken wird dagegen symptomlos vertragen. Häufig existiert auch eine verstärkte Hitzeempfindlichkeit. Beim Röntgen der Speiseröhre zeigt sich, daß die Schmerzen von einer umschriebenen Zone ausgehen, die meistens in der Gegend des Aortenbogens lokalisiert wird. Organische Veränderungen fehlen. Die sehr quälende Symptomatik kann über Monate und Jahre bestehen.

6.4 Diagnostik

Auf die führende Stellung der Anamnese für die Erkennung der Erkrankungen des Oropharynx und der Speiseröhre wurde bereits hingewiesen. In den meisten Fällen läßt sich mit großer Sicherheit bereits aus dem Beschwerdebild eine Verdachtsdiagnose stellen (vgl. auch Abb. 6.2 und 6.3).

Bei Verdacht auf eine *oropharyngeale Erkrankung* werden sich neurologische und HNO-ärztliche Spezialuntersuchungen anschließen. Je nach der Symptomatik können als objektive diagnostische Methoden EEG, Liquoruntersuchungen, serologische Untersuchungen (Botulismus, Polio), Schilddrüsenfunktionstests, Röntgenaufnahmen (Schädel, Thorax, Gastrografinschluck) bzw. die Elektromyographie in Betracht kommen.
Für die Objektivierung von *ösophagealen Erkrankungen* steht eine Reihe von empfindlichen Untersuchungsverfahren zur Verfügung: An der ersten Stelle sei die Röntgenuntersuchung genannt; durch den Bariumbreischluck erhält man ein Bild der Speiseröhre einschließlich dem Bewegungsablauf beim Schluckakt.
Die Endoskopie ermöglicht eine direkte Inspektion und ggf. eine gezielte Probeentnahme. Der besondere Wert liegt im Nachweis von Entzündungen oder Neoplasmen.
Manometrische Untersuchungen ermöglichen die Diagnosesicherung von Funktionsstörungen, in der Regel kann aber darauf verzichtet werden. Das gleiche gilt auch für die pH-Metrie, welche quantitative Aussagen über gastroösophagealen Reflux erlaubt, sowie für die Szintigraphie, bei welcher Reflux am Rückstrom von strahlendem Material aus dem Magen erfaßt wird. Laboruntersuchungen haben für die Diagnostik von ösophagealen Schluckbeschwerden eine geringe Bedeutung. Von Interesse sind sie im Hinblick auf Systemerkrankungen und Malignome (BKS, Blutbild) oder auf die koronare Herzkrankheit (Enzyme, Leukozytenzahl).
Der Säureperfusionstest nach Bernstein wird wegen der mangelnden Spezifität selten durchgeführt.
Für die Differentialdiagnose des retrosternalen Schmerzes kommen EKG, Thoraxröntgenaufnahmen, Oberbauchsonographie sowie Gastroduodenoskopie bzw. Magenbreipassage in Frage.

Literatur

1. Blum AL, Siewert JR (1976) Pathogenese und konservative Therapie der Refluxkrankheit. In: Siewert JR, Blum AL, Waldeck F (Hrsg) Funktionsstörungen der Speiseröhre. Springer, Berlin Heidelberg New York, S 202–217

2. Davenport HW (1978) A digest of digestion. Year Book Medical Publishers, Chicago London, pp 7–14
3. Edwards DAW (1974) History and symptoms of esophageal disease. In: Vantrappen G, Hellmans J (eds) Diseases of the esophagus. Springer, Berlin Heidelberg New York, pp 103–118
4. Kikendall JW, Friedman AC, Oyewole MA, Fleischer D, Johnson LF (1983) Pill-induced esophageal injury. Case reports and review of the medical literature. Dig Dis Sci 28: 174–182
5. Vantrappen G, Hellemans (1982) Oesophageal spasm and other muscular dysfunction. Clin Gastroenterol 11: 453–477

7 Meteorismus

7.1 Einleitung

Beschwerden, die auf einen erhöhten Gasgehalt im Gastrointestinaltrakt (Meteorismus) zurückgeführt werden, sind überaus häufig. Öfter handelt es sich hierbei jedoch um Mißempfindungen, welche sich nicht objektivieren lassen. Man spricht in diesen Fällen von Blähbeschwerden. Mögliche Begleiterscheinungen des Meteorismus sind Eruktation (orale Abgabe von Gasen aus dem Magen durch Aufstoßen) oder Flatulenz (vermehrte Freisetzung von Gasen durch den After).

7.2 Pathophysiologie

Beim Gesunden befinden sich etwa 150 ml Gase im Gastrointestinaltrakt. Es handelt sich hierbei zur Hauptsache um CO_2, N_2, H_2 und CH_4. Etwa 50 ml sind in der Gasblase des Magens enthalten, der Rest von ca. 100 ml verteilt sich auf Dünn- und Dickdarm [2].
Die Gase können durch 4 verschiedene Mechanismen in den Magen und Darm gelangen (Abb. 7.1):

1. durch Aufnahme aus der Atmosphäre beim Schlucken oder – selten – über den Anus;
2. durch Bildung von CO_2 bei der Neutralisation der Magensalzsäure mit Natriumbikarbonat; hierbei entstehen aus 1 mmol HCl ca. 25 ml CO_2; nach einer Mahlzeit werden auf diese Weise ca. 1250 ml CO_2 erzeugt;
3. durch Stoffwechselprozesse der Darmbakterien; in größeren Mengen betrifft dies Wasserstoff, Methan und Kohlendioxid; als

Abb. 7.1. Zufuhr und Elimination der Gase im Magen-Darm-Trakt (Schema). Durchschnittlich sind im Magen 50 ml und im Darm 100 ml enthalten. Meteorismus kann sowohl aus einer vermehrten Gaszufuhr als auch aus einer beeinträchtigten Gaselimination resultieren

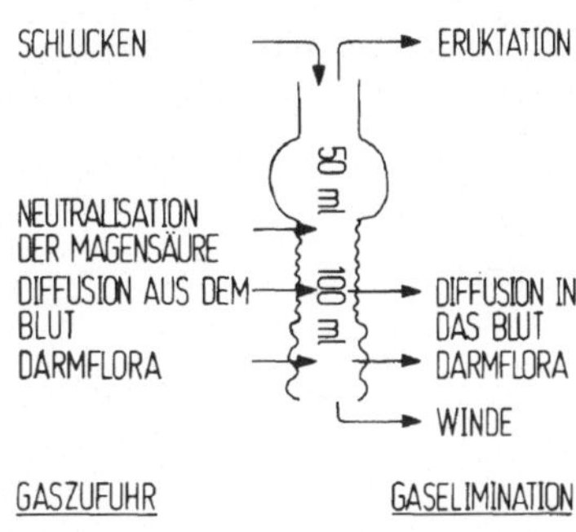

Spuren sind u.a. Schwefelwasserstoff, Ammoniak, Indol und Skatol nachgewiesen worden;
4. durch Diffusion aus dem Blut.

Für die Elimination stehen folgende Wege zur Verfügung:

1. direkte Abgabe in die Atmosphäre durch Eruktation bzw. durch den Anus; letzteres geschieht beim Gesunden täglich im Durchschnitt 14mal, wobei etwa 600 ml Winde freigesetzt werden; wegen der niedrigen Viskosität bewegen sich die Gase rasch im Gastrointestinaltrakt: die Passagezeit vom Magen zum Zökum beträgt lediglich 6–15 min, vom Magen zum Rektum etwa 36 min;
2. Aufnahme von Wasserstoff und Sauerstoff durch die Flora;
3. Diffusion in das Blut und Abgabe mit der Atemluft; dieser Mechanismus gilt v.a. für das Kohlendioxyd, dessen Diffusibilität in Geweben wegen der guten Wasserlöslichkeit 16- bis 41mal größer ist als bei den anderen Gasen.

Volumen und Zusammensetzung der Gase im Gastrointestinaltrakt werden durch das Gleichgewicht zwischen Zufuhr und Elimination festgelegt: Meteorismus kann sowohl aus einem vermehrten Gaszufluß als auch einem verzögerten Gasabstrom resultieren. Beim Gesunden findet sich als Folge einer erhöhten Gasbildung Flatulenz. Dies zeigt sich beispielsweise nach Genuß von „blähenden Speisen" (s. Übersicht) mit unverdaulichen Kohlenhydraten, welche von der Kolonflora unter Gasbildung abgebaut werden [4].

Blähende Nahrungsmittel

Artischocken	Nüsse
Beeren	Roggen
Ballaststoffe	Rosenkohl
Bohnen	Senf
Gerste	Sirup
Feigen	Soyabohnen
Hefe	Steinobst
Honig	Weizen
Kohl	Zuckerrüben, roher Rübenzucker
Kohlrabi	Zuckerrohr

Eine Rolle spielen hier offenbar die beiden Monosaccharide Stachyose und Raffinose, die besonders im Kohl vorkommen sowie die Polysaccharide in den Ballaststoffen. Pathologischer Meteorismus läßt sich auf eine Vielzahl von Störungen zurückführen. Am häufigsten ist die *Aerophagie.* Mit einer vermehrten Gasbildung der Darmflora wird der Mechanismus bei bakterieller Besiedelung des Dünndarms und bei den Malassimilationssyndromen erklärt. Die Ursache ist jeweils die verstärkte Ernährung der Darmbakterien mit Kalorienträgern im Dünndarm bzw. Dickdarm. Die häufigste Erkrankung ist hier die *Laktoseintoleranz;* hierbei kann durch einen genetisch determinierten Mangel an Laktase Milchzucker nicht verdaut werden. Nach dem Genuß von Milch oder Milchprodukten kommt es zu einem Übertritt von Laktose in das Kolon; dort erfolgt der bakterielle Abbau. *Wegsamkeitsstörungen* aus verschiedenen Ursachen führen neben dem Meteorismus zu einer Verminderung der peranalen Gasabgabe, was auch diagnostisch von Bedeutung ist. *Diffusions- und Zirkulationsstörungen* als Ursachen von Meteorismus sind vergleichsweise unbedeutend, da die Beschwerden zumeist gering sind und die Grunderkrankungen (Sprue, Zirrhose, Herzinsuffizienz etc.) im Vordergrund stehen.

Die *Zusammensetzung der Gase* weist große Variationen auf. Im Magen finden sich vorwiegend N_2 und O_2, evtl. CO_2. Bei Entleerungsstörungen wurden auch bis zu 28% H_2 aus bakterieller Produktion nachgewiesen. Über die Gasgehalte im Dünndarm fehlen bisher systematische Untersuchungen. Offenbar ist hier vorwiegend CO_2 enthalten. Bei Patienten mit Ulcus duodeni waren die Konzentrationen relativ höher; bei Subileus und Ileus wurden 80% N_2 und 5–15% CO_2 gemessen. Im Kolon sind neben N_2 und geringen Mengen O_2 auch CO_2, CH_4 und H_2 enthalten, die bei den Stoffwechselprozessen der Darmflora frei werden. Nach einem Bohnenmahl stieg ihr Gehalt im Flatus von 35 Vol.-% auf 80 Vol.-%, wobei es sich um ein hochexplosives Gasgemisch handelte.

7.3 Klinik

Bis zu ⅓ aller Patienten in der Praxis klagen über Meteorismus. Es wurde bereits gesagt, daß es sich bei den meisten Fällen um Blähbeschwerden handelt, welche sich nicht objektivieren lassen. Für die Unterscheidung von organischen Ursachen sind sorgfältige Anamneseerhebung und Durchuntersuchung nötig. Aufgrund der pathophysiologischen Gegebenheiten kommen folgende Ursachen in Betracht:

Ursachen des Meteorismus

---

1) *Erhöhte Gaszufuhr*
   - Aerophagie
   - Vermehrte Gasbildung durch Darmflora
     - Überangebot von Kalorienträgern im Kolon (Malassimilationssyndrome; Ernährung mit unverdaulichen Kalorienträgern, welche von der Kolonflora abgebaut werden: Ballaststoffe, Stachyose, Raffinose)
     - Bakterielle Fehlbesiedelung des Dünndarms (Blindsacksyndrom, postoperative Syndrome etc.)
2) *Verminderte Gaselimination*
   - Gestörte Diffusion in das Blut (sekundäre Malabsorptionssyndrome)
   - Verminderter Abtransport infolge von Zirkulationsstörungen (portale Hypertension, Herzinsuffizienz)
   - Behinderung der Magen-Darm-Passage (Subileus, Ileus)
3) *Scheinbarer Meteorismus durch Haltungsanomalie*

7.3.1 Anamnestische Angaben

Meteorismus zeigt sich durch eine Zunahme des *Bauchumfangs*. Die Patienten berichten, Rock oder Hose würden nicht mehr passen oder sie müßten im Verlauf des Tages den Bund öffnen.

Nahrungsfaktoren sind ein wichtiger Gesichtspunkt bei der Analyse der Symptomatik (Zusammenstellung blähender Speisen, welche auch beim Gesunden zu Meteorismus und ggf. Flatulenz führen, s. unter 7.2). Gewöhnlich beginnen die Beschwerden 1–2 h nach dem Essen. Das gleiche gilt auch für die Symptome bei primärer und sekundärer Malabsorption sowie Maldigestion. Weitere Begleitsymptome sind hier Durchfälle, Gewichtsabnahme und Steatorrhö. Bei einer bakteriellen Fehlbesiedelung des Dünndarms ist in der Regel zu einem früheren Zeitpunkt mit Meteorismus und Flatulenz zu rechnen, z.B. 30 min nach der Nahrungsaufnahme. Wenn diese Patienten Magen- oder Darmresektionen hatten, ist die Unterscheidung von Dumpingbeschwerden schwierig.
Angeborene Stoffwechseldefekte, wie der primäre Laktasemangel, sind durch langjährige, seit der Kindheit bestehende Symptome gekennzeichnet. Ein wichtiges diagnostisches Kriterium ist hier die Ernährungsumstellung, beispielsweise auf eine milchzuckerfreie Diät, die zur Beschwerdefreiheit führen sollte.
Vermehrtes Aufstoßen nach dem Essen, *Eruktation,* charakterisiert die Aerophagie. In diesen Fällen sollte man die Eßgewohnheiten beachten: Schlürfen, Essen und Trinken im Liegen, hastige und schnelle Nahrungsaufnahme. Häufiges Aufstoßen kann zur Refluxösophagitis führen, die sich ggf. durch Sodbrennen zeigt.
Flatulenz entsteht besonders bei einer vermehrten Gasproduktion durch die Darmflora, d.h. bei den Malassimilationssyndromen und der bakteriellen Fehlbesiedelung. Aerophagie führt selten zu Flatulenz; beim Ileus fehlt eine Abgabe von Winden.
Der *Geruch* der Winde entsteht durch geringste Beimengungen von Schwefelwasserstoff, Indol und Skatol. Er besitzt keinen besonderen diagnostischen Wert.
Schmerzen finden sich als häufiges Begleitsymptom. Bei Blähbeschwerden werden sie im gesamten Abdomen in wechselndem Ausmaß angegeben. Es handelt sich um „viszerale Schmerzen" (vgl. Kap. 1) mit einem dumpfen, ziehenden bis kolikartigen Charakter. Organische Veränderungen, beispielsweise Briden, Neubildungen oder sonstige Wegsamkeitsstörungen, manifestieren sich durch Schmerzsensationen an stets gleicher Stelle. Zirkulationsstörungen gehen ohne Schmerzen einher.

7.3.2 Körperliche Untersuchung

Meteorismus zeigt sich an der prallen Vorwölbung des Abdomens. Bei der Perkussion findet man Tympanie, die Darmgeräusche sind, sofern ein funktionelles Syndrom oder eine Wegsamkeitsstörung vorliegt, lebhaft, können aber auch vermindert sein. Eine Bauchvergrößerung muß differentialdiagnostisch von einem Aszites, einer Verfettung der Bauchdecken oder einer intraabdominellen Raumforderung abgegrenzt werden. Bei Flatulenz kann Meteorismus zeitweise oder gänzlich fehlen.

Die besondere Aufmerksamkeit gilt der kardialen Situation (Herzgröße, Auskultationsbefund des Herzens, Stauungszeichen, Zyanose, Blutdruck etc.) sowie der Leber (Tastbefund, „Leber-Haut-Zeichen" etc., vgl. Kap. 9) im Hinblick auf Zirkulationsstörungen. Zeichen der Fehlernährung bzw. Unterernährung (trockene, schuppende Haut, Mundwinkelrhagaden, Veränderungen der Fingernägel etc.) sowie massige Fettstühle kennzeichnen Malassimilationssyndrome (vgl. Kap. 3); ggf. sollte man sich den Stuhl zeigen lassen (!). Narben am Bauch weisen auf Operationen hin und lenken den Verdacht auf Verwachsungsbeschwerden oder eine bakterielle Fehlbesiedelung. Bei scheinbarem Meteorismus findet sich eine Hyperlordose der Lendenwirbelsäule; diese wird am besten im Stehen oder in Vierfüßerhaltung erkennbar.

7.3.3 Wichtige Ursachen des Meteorismus

Aerophagie. Normalerweise werden mit jedem Schluckvorgang 2–3 ml Luft aufgenommen. Ängstliche, emotional belastete Patienten schlucken ggf. wesentlich größere Mengen und auch spontan Luft. Es kommt zu einer Zunahme der Luftblase im Magen und zu Spannungsgefühl im Bauch, welches durch Eruktation ggf. abgeschwächt wird. Die Entleerung der verschluckten Luft in den Darm scheint von untergeordneter Bedeutung zu sein. Entsprechend finden sich nur selten eine Vorwölbung des Abdomens bzw. Flatulenz. Ein Zusammenhang zwischen dem „Druck" durch die übergroße Magenblase und Herzsymptomen (Roemheld-Syndrom) ist umstritten. Häufige Eruktationen können zu einer Refluxösophagitis führen, welche sich evtl. durch Sodbrennen anzeigt. Manchmal wird Luft lediglich in die Speiseröhre geschluckt und sofort wieder aufgestoßen. Dieser Vorgang wird durch besonders lautstarke „Rülpser" bemerkbar. Bisweilen meinen die Patienten, sie könnten ihre Beschwerden nur durch verstärkte Aerophagie bessern, was aber offensichtlich die Symptomatik verschlimmert.

Für die Behandlung genügt es meistens, wenn man dem Patienten die Zusammenhänge darlegt. Manchmal ist auch die Empfehlung hilfreich, in aufrechter „militärischer" Haltung zu essen und mit einem Strohhalm zu trinken. Bei schweren Fällen kann eine Psychotherapie nötig sein.

Blähbeschwerden. Völlegefühl, Blähungen sowie viszerale Schmerzen im gesamten Abdomen sind überaus häufig. Manchmal gehen sie mit einer Vorwölbung des Abdomens einher. Meistens werden die Beschwerden durch die Nahrungsaufnahme verstärkt. Die Patienten führen die Symptome auf „zu viel Luft" in ihrem Magen-Darm-Trakt zurück. Messungen haben jedoch ergeben, daß der Gasgehalt sich nicht von dem bei Gesunden unterscheidet [1]. Die Auftreibung des Bauches ist in diesen Fällen die Folge einer übermäßigen Lendenlordose, evtl. kombiniert mit einem Tiefstand der Zwerchfelle [3].

Ein besonderes Kennzeichen ist das schlagartige Auftreten oder Verschwinden dieser Haltungsanomalie. Eine Patientin erzählte mir einmal, wie ein Heilpraktiker innerhalb einer Sekunde durch Akupunktur Beschwerdefreiheit erreichte. Als Ursache der Blähbeschwerden und Haltungsanomalie gelten psychische Faktoren. Die Übergänge zum Syndrom des „Reizmagens" oder „Reizdarms" sind fließend.

Flatulenz. Ein vermehrter Abgang von Winden kann in einzelnen Fällen für den Betroffenen Grund zur Beunruhigung oder zu Schwierigkeiten mit seiner Umwelt sein. Die wichtigsten Ursachen sind eine vermehrte Gasbildung der Darmflora (vgl. Übersicht unter 7.3.1) oder die Aerophagie. Am einfachsten ist die Diagnose anhand der abgegebenen Winde möglich (vgl. 7.4). Falls Gasanalysen nicht möglich sind, so kann man probeweise ein Antibiotikum (z. B. Oxichinolin) geben bzw. eine laktosefreie oder kohlenhydratarme Diät verordnen.

7.4 Diagnostik

Objektive Messungen des gastrointestinalen Gasgehalts sind methodisch aufwendig. Sie werden bisher für die Routinediagnostik nicht eingesetzt. Einfacher ist die Bestimmung des Volumens der per anum abgegebenen Gase mit der Hilfe eines Darmrohrs und einer großen Spritze; beim Gesunden werden stündlich weniger als 100 ml gemessen. Eine weitere Differenzierung ist anhand der Gaszusammensetzung möglich: Findet man vorwiegend Stickstoff, so spricht dies für Aerophagie; sind CO_2, H_2 und CH_4 die dominierenden Gase, so weist dies auf eine bakterielle Überproduktion hin. Auch diese Methode hat – wohl aus naheliegenden Gründen – bisher keinen Eingang in die Routinediagnostik gefunden.
Für den Nachweis einer organischen Erkrankung als Ursache des Meteorismus kommen zahlreiche technische Untersuchungsverfahren in Betracht. Da es sich jedoch in den meisten Fällen um harmlose Blähbeschwerden handelt, wird man bei entsprechenden anamnestischen Angaben und unauffälligem körperlichem Befund zunächst wenige orientierende Tests durchführen:

Basisdiagnostik bei Meteorismus

- Blutsenkung, Blutbild
- Leberfunktionstests (Bilirubin, SGPT, γ-GT, Cholinesterase)
- Stuhlgewicht, Stuhlfett
- Haemocculttest (3mal)
- Sonogramm
- Bei Ileusverdacht: Abdomenübersichtsröntgenaufnahme

Eine diagnostische Bedeutung kommt auch dem Ansprechen der Beschwerden auf Ernährungsempfehlungen zu, beispielsweise dem Meiden blähender Speisen (s. S. 108), einer milchzuckerfreien Diät oder einer kohlenhydratarmen Kostform. Bei Verdacht auf eine bakterielle Fehlbesiedelung kann man probeweise für 1 Woche antibiotisch behandeln, z. B. mit Tetrazyklin. Letztlich wird man jedoch bei unklaren Fällen eine gründliche Organdiagnostik zum Ausschluß einer gravierenden Grunderkrankung durchführen müssen; wichtig sind hier die Begleitsymptome wie Schmerzen (vgl. Kap. 1), Schluckbeschwerden (vgl. Kap. 6) oder Durchfall (vgl. Kap. 3). Bei unklaren Fällen sollte man auch eine psychiatrische Untersuchung veranlassen.

Literatur

1. Lasser RB, Bond JH, Levitt MD (1975) The role of intestinal gas in functional abdominal pain. N Engl J Med 293: 524–526
2. Levitt MD, Bond JH, Levitt DG (1981) Gastrointestinal gas. In: Johnson LR (eds) Physiology of the gastrointestinal tract. Raven, New York, pp 1301–1316
3. Roussak NJ (1951) Hysterical abdominal proptosis. Gastroenterology 17: 133–137
4. Steggerda FR (1968) Gastrointestinal gas following food consumption. Ann N Y Acad Sci 150: 57–66

8 Aszites

8.1 Einleitung

Aszites bezeichnet die Vermehrung der Flüssigkeit in der Peritonealhöhle. Beim Gesunden befindet sich wenig seröse Flüssigkeit im Bauchraum. Von Aszites spricht man, wenn das Volumen 200 ml übersteigt. Klinisch wird Aszites bei einer Größe von 1000–2000 ml nachweisbar.
Seit dem Altertum wird Aszites mit Lebererkrankungen in Verbindung gebracht. Wie wir heute wissen, kann er jedoch bei einer Vielzahl sehr unterschiedlicher Leiden auftreten. Besonderes Interesse gewinnt dabei die Zusammensetzung des Aszites, weil sie ggf. wertvolle diagnostische Informationen liefern kann. Mit Hämaskos wird blutiger Aszites, mit Cholaskos das Auftreten von Gallenflüssigkeit in der Bauchhöhle bezeichnet.

8.2 Pathophysiologie

Unter physiologischen Bedingungen enthält die Bauchhöhle nur eine geringe Menge seröser Flüssigkeit; sie wird vom Peritoneum freigesetzt und vom gleichen Organ resorbiert. Eine Vermehrung der freien Flüssigkeit basiert auf einem erhöhten Austritt bzw. einer beeinträchtigten Elimination.
Eine wichtige Determinante der Flüssigkeitsmenge im Peritonealraum ist der kolloid-osmotische Druck des Blutes. Er wird hauptsächlich durch den Gehalt an Albumin bestimmt. Sinkt dieser als Folge einer verminderten Albuminsynthese (Lebererkrankungen, Mangelernährung) oder eines erhöhten Albuminverlusts (Nieren,

Gastrointestinaltrakt) unter 25 g/l, so ist mit der Verschiebung von Flüssigkeit in den Bauchraum zu rechnen.
Die erhöhte Permeabilität der subperitonealen Kapillaren erklärt die Aszitesbildung bei der Mehrzahl der entzündlichen und neoplastischen Erkrankungen in der Peritonealhöhle. Außerdem dürfte dieser Mechanismus für das Myxödem und für die allergische Vaskulitis gelten. Der Übertritt von Erythrozyten (Hämaskos) charakterisiert Neoplasmen (Hepatom, Ovarialkarzinom), Tbc, Pankreatitiden, Lebervenenthrombosen sowie Traumen bzw. Operationsfolgen. Letztere sind auch die Ursachen beim Übertritt von Urin oder Galle (Cholaskos) in die Bauchhöhle.
Aszites bei Lebererkrankungen wird auf eine Vielzahl von Mechanismen zurückgeführt. Als wichtigste Ursache gilt die Zirkulationsstörung infolge des portalen Hypertonus. Hinzu kommt eine direkte Ausschüttung von Lymphe bzw. Albumin in die Bauchhöhle, wobei die Retention u. a. durch Hypalbuminämie begünstigt wird (s. oben). Daneben wird wegen der Leberinsuffizienz der Abbau von Hormonen, insbesondere Aldosteron, beeinträchtigt sowie die Elimination von Endotoxinen, die aus dem Gastrointestinaltrakt über die Pfortader eingeschwemmt werden, verhindert. Es soll deshalb zu einer Retention von Natrium und Wasser durch die Nieren kommen, wobei die Endotoxine die wirksame Nierendurchblutung herabsetzen. Die Bedeutung der hier nicht vollständig aufgeführten, z. T. hypothetischen Pathomechanismen dürfte in den einzelnen Fällen unterschiedlich sein. So läßt sich beispielsweise sonographisch häufig Aszites bei akuter, unkomplizierter Hepatitis feststellen. Diese Patienten lassen jedoch weder eine Nierenfunktionsstörung noch eine Verminderung der Serumalbuminkonzentration erkennen.
Chylöser Aszites entsteht durch eine Abflußbehinderung der intestinalen Lymphe. Als Ursachen kommen neben Erkrankungen der Lymphgefäße bzw. Lymphknoten (etwa durch maligne Infiltration) eine mechanische Kompression durch Raumforderungen in der Umgebung in Betracht.
Die Zusammensetzung des Aszites besitzt einen besonderen diagnostischen Wert, weil sie Rückschlüsse auf die Grunderkrankung ermöglicht. Unter physiologischen Bedingungen, insbesondere bei intaktem Peritoneum, werden jedoch die kleinmolekularen Bestandteile relativ rasch absorbiert. Diese Tatsache kann zu einer „Verzer-

rung“ der Asziteszusammensetzung führen und die Diagnostik erschweren. So ist beispielsweise aus einer Fistel übergetretener Urin kaum als solcher zu identifizieren, weil Harnstoff und Kreatinin rasch eliminiert werden.

8.3 Klinik

Aszites ist das Symptom bei einer Vielzahl von Erkrankungen:

Ursachen von Aszites

---

1) Portale Hypertension
- Lebererkrankungen (Zirrhose, akute Leberschwellung)
- Herzerkrankungen (kongestives Herzversagen), konstriktive Perikarditis)
- Verschluß der abführenden Venen (Pfortader, Lebervenen, V. cava inferior)

2) Hypalbuminämie
Nephrotisches Syndrom, Mangelernährung, intestinaler Eiweißverlust

3) Erkrankungen des Peritoneums
- Entzündungen (Tbc und andere Bakterien, Parasiten, Candida albicans)
- Neoplasmen (Mesotheliom, sekundäre Karzinomatosen)
- Sonstige (Kollagenosen, allergische Vaskulitiden, eosinophile Gastroenteritis, M. Whipple, M. Boeck, M. Crohn)

4) Gynäkologische Erkrankungen
- Meigs-Syndrom, Neoplasmen, Endometriose, Struma ovarii

5) Pankreaserkrankungen
- Entzündung, Pseudozyste, Neoplasma

6) Myxödem

7) Übertritt von Galle, Urin oder Blut
- Nach Traumen bzw. operativen Eingriffen

8) Übertritt von Chylus

Der Nachweis der intraabdominellen Flüssigkeitsansammlung bereitet, sofern sie groß genug ist, keine besonderen Schwierigkeiten. Die Patienten berichten über eine Zunahme des Leibumfangs. Hierbei fällt ihnen auf, daß die Kleidung zu eng wird. Die Gründe, einen

Arzt zu konsultieren, sind jedoch in erster Linie die verschiedenen Komplikationen: beeinträchtigte Atmung infolge des Zwerchfellhochstands; erschwerte körperliche Bewegungen, besonders im Liegen; Hernien, evtl. mit Refluxösophagitis, als Folge des erhöhten intraabdominellen Drucks; Skrotalödem.

8.3.1 Anamnestische Angaben

Zeitliche Faktoren. Meist entwickelt sich Aszites langsam, entsprechend dem Fortschritt der ursächlichen Erkrankung. Ein plötzliches Auftreten kennzeichnet akute Krankheitsbilder, beispielsweise eine Peritonitis, eine Ruptur oder einen akuten Verschluß der Lebervenen (Budd-Chiari-Syndrom).

Schmerzen. Sie sind vergleichsweise selten bei Aszites. Die wichtigsten Ursachen sind Pankreatitis, Peritonitis und Neoplasmen.

Begleiterkrankungen. Die häufigsten Grunderkrankungen beim Aszites sind Leberzirrhose, Malignome, Herzleiden sowie Tuberkulose. Entsprechend wird man den Patienten nach Alkoholkonsum, Ikterus, Gewichtsänderungen, Husten, Belastungsdyspnoe, Fieber, Auswurf etc. befragen.

8.3.2 Körperliche Untersuchung

Aszites kann oftmals bereits bei der Inspektion des Abdomens erkannt werden. Der Bauch erscheint vorgewölbt, wobei besonders die Flanken hervortreten; charakteristisch ist auch die Vorwölbung des Nabels. Dazu kommen evtl. Inguinalhernien oder Zeichen des Umgehungskreislaufs, welche sich im Stehen besser darstellen.
Für den perkutorischen Nachweis des Aszites ist es wichtig zu wissen, daß Dünndarmschlingen aufgrund ihres Luftgehalts auf der intraabdominellen Flüssigkeit schwimmen. Das Kolon und manche Dünndarmschlingen sind eng am dorsalen Peritoneum fixiert; eine Flotation ist deshalb nicht möglich. Bei geringem Aszites kann die Dämpfung der Flüssigkeit durch zu laute Perkussion dem Nachweis

entgehen, weil die Tympanie der Darmschlingen dominiert. Entscheidend für die Diagnostik ist der Nachweis einer Flankendämpfung, welche sich bei der Umlagerung des Patienten verschiebt: In Knie-Ellenbogen-Lage findet sie sich paraumbilikal als runder Bezirk. Das oft beschriebene „Undulationsphänomen" sowie das „Pfützenzeichen" sind vergleichsweise unzuverlässig.
Eine Vorwölbung des Abdomens wird auch bei anderen Erkrankungen beobachtet, die jedoch nur selten differentialdiagnostische Schwierigkeiten bereiten. *Große Ovarialkystome* zeigen ebenfalls Dämpfung wegen ihres Flüssigkeitsgehalts. Es fehlen jedoch die isolierte Flankendämpfung, das Umlagerungsphänomen sowie die charakteristische querovale Form des Bauches. Das gleiche gilt für die fortgeschrittene *Gravidität.*
Bei der *Bauchfettsucht* wird das Abdomen zur Mitte vorgewölbt, evtl. mit Bildung einer Fettschürze. Kennzeichnend ist das Fehlen der Muskelprofilierung als Folge der fettigen Infiltration.
Umschriebene *intraabdominelle Tumoren* resultieren aus einer Vergrößerung der Harnblase, des Magens (bei Ausgangsstenose), der Leber oder des Kolons (Megakolon).
Durch *Auskultation* des Bauches lassen sich manchmal Gefäßgeräusche feststellen. Bei Lokalisation um den Nabel gelten sie als Zeichen eines portalen Hypertonus. Reibegeräusche über der Leber sind evtl. bei Entzündungen und bei Metastasen zu hören.

Andere Ergüsse und Ödeme. Besonderen diagnostischen Wert hat der Nachweis einer generalisierten Flüssigkeitseinlagerung; sie findet sich bei kardialer Stauung oder als Folge einer Hypalbuminämie. Die Kombination aus Aszites, Hydrothorax und gutartigem Ovarialtumor bezeichnet man als Meigs-Syndrom. Pleuraergüsse finden sich auch bei den anderen Ursachen des Aszites, ohne daß immer der Zusammenhang klar wird.
Zeichen der *Leberzirrhose* (vgl. Kap. 9), der *Herzdekompensation,* des *Neoplasmas,* der *Nephrose* sind ggf. für die Bewertung des Aszites entscheidend.

8.4 Diagnostik

90% aller Fälle von Aszites gehen auf lediglich 4 Erkrankungen zurück: Malignome (50%), Leberzirrhose (30%), Tuberkulose sowie kardiale Störungen. Die restlichen 10% verteilen sich auf zahlreiche, vergleichsweise seltene Leiden (vgl. 8.3). Die Diagnostik richtet sich in erster Linie auf die Grunderkrankungen. Ist aufgrund des klinischen Bildes und der objektiven Befunde eine Herz- oder Lebererkrankung weitgehend gesichert, so sind im Hinglick auf den Aszites in der Regel keine weiterführenden Untersuchungen nötig. Diagnostisch bedeutsam ist in diesen Fällen auch das Ansprechen auf die diuretische Behandlung.
Die *Ultrasonographie* erlaubt bei geringem Aufwand den Nachweis geringer Mengen von Aszites (ab ca. 200 ml). Außerdem ermöglicht sie die Darstellung der Bauchorgane einschließlich der Leber, der Milz, der Milzvene, des Pankreas, der Nieren, der Ovarien und des Uterus. Bei allen unklaren Fällen sollte deshalb zuerst ein Sonogramm angefertigt werden. Durch wiederholte Untersuchung kann auch das Ausschwemmen des Aszites kontrolliert werden.

Untersuchung des Aszites
Für die weitere Diagnostik ist die wichtigste Maßnahme die *Probepunktion*. Hierbei werden – am besten unter sonographischer Sicht – 50–100 ml Aszites mit einer dünnen Nadel gewonnen. Das Punktat kann in folgender Weise bewertet werden [1]:

Proteingehalt/spezifisches Gewicht. Bei einem Proteingehalt unter 30 g/l bzw. einem spezifischen Gewicht unter 1,016 spricht man von einem Transsudat; liegen die Werte höher, so handelt es sich um ein Exsudat. *Transsudate* findet man häufiger bei kongestivem Herzversagen, Budd-Chiari-Syndrom, Verschluß der V. cava inferior, Zirrhose, Meigs-Syndrom, allergischer Vaskulitis, Hypalbuminämie. *Exsudate* kennzeichnen Ergüsse bei Neoplasmen, Tbc, Myxödem, Pankreatitis und bakteriellen Infektionen. Diese Klassifikation ist jedoch keineswegs zuverlässig; so wurden im Aszites von Zirrhotikern Proteinkonzentrationen bis 300 g/l gefunden! Spezifischere Aussagen erlaubt der Nachweis einzelner Proteine, beispielsweise der *Amylase* bei Pankreaserkrankungen, der *Laktatdehydrogenase* und der *Tumorantigene* (karzinoembryonales Antigen, α_1-Fetoprotein) bei Neoplasmen. Über die Serumkonzentration erhöhte *Triglyzeride* kennzeichnen chylösen Aszites. Die Chylomikronen können auch im Mikroskop als Fettröpfchen (durch Sudanfärbung) oder nach 24stündigem Stehen im Kühlschrank als weiße Rahmschicht, welche auf dem Aszites schwimmt, erkannt werden. Pseudochylöser Aszites weist ebenfalls eine chylöse Trübung auf; es handelt sich hier jedoch um Proteinveränderungen durch geplatzte Ovarialzysten.

Glukosekonzentrationen unter 60 mg/dl sprechen für ein Neoplasma mit frei flottierenden Malignomzellen.
Erythrozyten im Aszites zeigen, besonders wenn sie makroskopisch durch eine Rotfärbung erkennbar sind, ein Neoplasma, eine Tbc, eine Pankreatitis, eine Lebervenenthrombose oder eine Organverletzung an.

Leukozyten über 250/mm^3 finden sich bei einer peritonealen Reizung als Folge von Entzündungen oder Neoplasmen. Granulozyten dominieren bei akuten bakteriellen Infekten; Lymphozyten und Monozyten sollen dagegen bei chronischen Infektionen einschließlich der Tbc überwiegen. Eosinophile Granulozyten kennzeichnen Aszites bei eosinophiler Gastroenteritis.

Bakteriologische Untersuchungen sollten regelmäßig erfolgen. Die häufigsten Erreger sind (neben der Tbc) E. coli sowie Pneumo-, Meningo- und Streptokokken. Eine gefürchtete Komplikation der Leberzirrhose mit Aszites ist die foudroyant verlaufende Koliperitonitis.

Zytologische Untersuchungen gelten dem Nachweis von Malignomen. Die Voraussetzung sind ausreichend große Mengen von Aszites. Am häufigsten werden Adenokarzinome und Lymphome diagnostiziert.
Die *Inspektion* des Punktats sollte regelmäßig durchgeführt werden. Allerdings ist ihr Wert oft überschätzt worden. Transsudate sind meist klar, evtl. mit einer gelblichen Färbung. Exsudate erscheinen dagegen trübe und gerinnen oft nach längerem Stehen. Beimengungen von Blut und Chylomikronen werden an der roten bzw. milchi-

Tabelle 8.1. Labordiagnostik des Aszites. (Nach [2])

Diagnose	Wahrscheinliches Aussehen	Eiweiß [g/dl]	Vermehrung der		Sonstige Untersuchungen
			Erythrozyten	Leukozyten	
Leberzirrhose	Hellgelb/ikterisch	<2,5	0	0	α-Fetoprotein
Malignom	hellgelb/blutig/schleimig/trüb	>2,5	häufig	häufig	Zytologie, Glukose, CEA, α-Fetoprotein
Peritonitis	klar/trüb/purulent	>2,5	evtl. bei Tbc		Bakteriennachweis
Stauung	hellgelb/chylös	<2,5	0	0	–
Pankreatitis	Trüb/blutig/chylös	>2,5	unterschiedlich		Amylase

gen Farbe erkannt (s. oben). Der Aszites beim Myxödem erscheint gelatinös und von gelblicher Färbung.
Eine Zusammenstellung der Laborbefunde des Aszites bei wichtigen Erkrankungen findet sich in Tabelle 8.1.

Laparoskopie. Für unklare Fälle bleibt als ultima ratio die Laparoskopie bzw. die Probelaparotomie.

Literatur

1. Bender MD, Ockner RK (1978) Diseases of the peritoneum, mesentery and diaphragm. In: Sleisenger MH, Fordtran JS (eds) Gastrointestinal disease, 2nd edn. Saunders, Philadelphia London Toronto, pp 1947–1977
2. Zöllner N (Hrsg) (1979) Aszites und andere Ursachen einer Vergrößerung des Abdomens. In: Vom Symptom zur Diagnose, 7. Aufl. Huber, Bern, S 326–328

9 Gelbsucht

9.1 Einleitung

Die Gelbfärbung beim Ikterus entsteht durch die Einlagerung von Bilirubin in die Haut und die Skleren. Sie ist das Zeichen eines über 2,5 mg/dl erhöhten Serumbilirubinspiegels. Die Ursachen sind hämatologische Störungen sowie Erkrankungen der Leber und Gallenwege. Je nach der Grundkrankheit beobachtet man auch Farbveränderungen des Urins und des Stuhls.

Gelbsucht kann trotz schwerer Erkrankung als Symptom fehlen. Dieser Sachverhalt schränkt die praktische Bedeutung des Zeichens nicht ein, da die Patienten in der Mehrzahl erst beim Auftreten eines Ikterus einen Arzt konsultieren.

Entsprechend der Vielzahl von Ursachen des Ikterus müssen beim einzelnen Fall breite differentialdiagnostische Überlegungen angestellt werden. Die hier verwendete Nomenklatur sowie die diagnostischen Methoden und Kriterien der hepatobiliären Erkrankungen folgen den Empfehlungen der IASL [2, 4].

9.2 Pathophysiologie

Unter *physiologischen Bedingungen* werden in den Zellen des retikuloendothelialen System, der Nieren und der Leber täglich 250–300 mg Bilirubin gebildet. Man schätzt, daß etwa 75% aus dem Hämoglobin alter Erythrozyten stammen [1]. Weitere Quellen sind Myoglobin, Zytochrome und Katalasen. Zum weiteren Abbau muß das Bilirubin in die Leber transportiert werden. Da es wasserunlöslich ist („unkonjugiertes" bzw. „indirektes" Bilirubin) erfolgt eine Bindung an Serumalbumin. Die Aufnahme in die Leber geschieht durch „er-

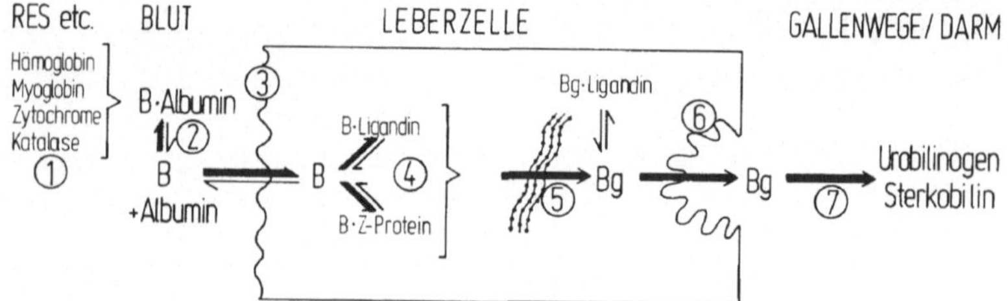

Abb. 9.1. Der Weg des Bilirubins (Schema). Bilirubin *(B)* entsteht aus verschiedenen Häminen ①. Zum weiteren Abbau in der Leber erfolgt der Transport im Blut durch Bindung an Albumin ②. Die nächsten Schritte sind die Aufnahme in die Leber ③ und die Lagerung durch Bindung an Ligandin und Z-Protein ④. Anschließend wird Bilirubin in den Mikrosomen mit Glukuronsäure konjugiert, wodurch das Molekül wasserlösliche Eigenschaften erhält ⑤. Bilirubinglukuronid *(Bg)* wird entweder an Ligandin gebunden oder in die Gallenkanälchen sezerniert ⑥. Von dort gelangt es in den Darm, wo es unter der Einwirkung der Darmflora zu farblosem Urobilinogen oder braunem Sterkobilin umgewandelt wird ⑦. Eine Hyperbilirubinämie entsteht entweder durch eine Überproduktion oder durch einen verzögerten Abbau (vgl. auch Tabelle 9.1)

leichterte Diffusion". Im Hepatozyten wird Bilirubin zunächst an Ligandin bzw. Z-Protein gebunden, wodurch ein Reflux in das Blut verhindert wird.

Der nächste Stoffwechselschritt ist in den Mikrosomen die Konjugation mit 1 oder 2 Molekülen Glukuronsäure unter dem Einfluß von Glukuronyltransferase und Glukuronosid-Glukuronosyltransferase. Das entstandene „konjugierte" oder „direkte" Bilirubin ist wasserlöslich und kann damit unter Verbrauch von chemischer Energie in die Galle ausgeschieden werden. Vorher ist eine Anlagerung an Ligandin möglich. Konjugiertes Bilirubin wandert mit der Galle in den Darm. Da es nur schwer resorbiert werden kann, unterliegt es keinem enterohepatischen Kreislauf. Der weitere Abbau erfolgt unter der Einwirkung der Darmflora zu farblosem Urobilinogen und dunkel pigmentierten Sterkobilinen. Täglich werden etwa 70 mg Urobilinogen resorbiert und zum größten Teil von der Leber aufgenommen. Lediglich 2 mg erscheinen im Urin. Sterkobiline sind braun gefärbt; sie verursachen die Stuhlfarbe. Eine graphische Darstellung des Abbauwegs von Bilirubin gibt Abb. 9.1.

Tabelle 9.1. Störungen des Bilirubinstoffwechsels mit Hyperbilirubinämie

Störung	Serum-bilirubin	Erkrankung
Bilirubinbildung erhöht	Unkonjugiert	Hämolysen, primäre Shunthyperbilirubinämie
Hepatische Bilirubinaufnahme vermindert	Unkonjugiert	Gilbert-Syndrom, Medikamente?
Gestörte Bilirubinkonjugation	Unkonjugiert	Neugeborenenikterus, Crigler-Najjar-Syndrom, Gilbert-Syndrom, Medikamente, Hormone
Verminderte Bilirubinsekretion in die Galle	Konjugiert	Dubin-Johnson-Syndrom, Rotor-Syndrom, Walshe-Tygstrup-Syndrom, hepatozelluläre Erkrankungen (Entzündungen, Neoplasmen, Intoxikationen, Medikamente)
Bilirubinrückstau infolge von extrahepatischem Gallenwegsverschluß	Konjugiert	Entzündungen, Neoplasmen, Operationsfolgen, Steine, Parasiten, Atresie der Gallenwege

Besonders aufschlußreich für die Aufdeckung des Bilirubinstoffwechsels waren die angeborenen Ikterusformen, bei denen als Folge eines Enzymdefekts lediglich ein einzelner Abbauschritt gestört ist. Inzwischen lassen sich die Erkrankungen mit *Hyperbilirubinämie* auf Fehler einzelner oder mehrerer Stoffwechselschritte zurückführen: entweder als Folge einer vermehrten Bilirubinbildung oder einer beeinträchtigten Aufnahme, Lagerung, Konjugation und Exkretion bei der Leberzelle bzw. Ausscheidung mit der Galle (Tabelle 9.1). Je nach der Ursache kommt es zu einem Anstieg des unkonjugierten oder des konjugierten Bilirubins. Limitierender Schritt beim Abbau ist die Exkretion in die Galle: Die maximale Kapazität beträgt unter physiologischen Bedingungen 1000 mg Bilirubin/24 h. Bei geringen Hämolysen ist deshalb beispielsweise nicht mit einer Hyperbilirubinämie zu rechnen. Kommt es zum Anstieg von konjugiertem, wasserlöslichem Bilirubin, so wird dieses auch im Urin ausgeschieden. Kennzeichen ist eine dunkle, „bierbraune" Farbe.

Der Schüttelschaum, der üblicherweise weiß aussieht, zeigt ebenfalls eine braune Färbung. Fehlt die Ausscheidung von Bilirubin in den Darm, so erhält der Stuhl keine Färbung: er wird grau-weiß. Urobilinogen ist im Urin nicht mehr nachweisbar. Bei einer Lebererkrankung *mit* Bilirubinausscheidung, jedoch mit herabgesetzter Fähigkeit zur Aufnahme von Urobilinogen, ist dieser Metabolit im Urin dagegen vermehrt.

Bilirubin kann in allen Geweben und Körperflüssigkeiten erscheinen. Wird es im Auge abgelagert, kommt es zum Gelbsehen (Xanthopsie). Exsudate sind in der Regel stärker gefärbt als Transsudate, vermutlich wegen des höheren Proteingehalts. Elastisches Bindegewebe besitzt eine besonders starke Bindungsfähigkeit für Bilirubin. Wegen des hohen Gehalts an elastischen Fasern erscheinen Haut und Skleren deshalb stark ikterisch. Bei einem Abfall des Serumbilirubins kann die Gelbfärbung noch längere Zeit sichtbar bleiben. Im Vergleich ist der Ikterus bei Erhöhung des konjugierten Bilirubins intensiver. Der Gund ist wahrscheinlich die bessere Löslichkeit in den Körperflüssigkeiten und damit die bessere Penetrationsfähigkeit.

Bei längerdauerndem Verschlußikterus kann es zu einer Grünfärbung der Haut kommen. Es wird vermutet, daß dies durch Biliverdin und andere Bilirubinmetabolite verursacht wird.

9.3 Klinik

Erkrankungen mit Gelbsucht verlaufen zumeist schleichend und ohne dramatische Zeichen. Eine Ausnahme sind Koliken bei Gallenwegserkrankungen. Die Anamnese ist aus diesem Grund besonders wichtig, weil „unbedeutende" Details entscheidend für die Diagnose sein können. Das primäre Ziel ist in jedem Fall die Feststellung, ob ein chirurgischer Eingriff nötig ist („chirurgischer Ikterus") oder ob eine konservative Behandlung erfolgen kann („internistischer Ikterus"). Durch die Analyse der Symptome, die sorgfältige körperliche Untersuchung und den gezielten Einsatz der modernen Untersuchungsverfahren ist in der Regel eine rasche Klärung möglich.

9.3.1 Anamnestische Angaben

Familienanamnese. Von Interesse sind Umgebungserkrankungen mit Gelbsucht, Splenektomien oder Cholezystektomien: sie weisen auf kongenitale Ikterusformen, evtl. mit Hämolyse und erhöhtem Steinrisiko hin. Familiäres Auftreten kennzeichnet auch Infektionen (Virushepatitis, M. Weil etc.), Intoxikationen oder den M. Wilson.

Zeitliche Faktoren. Eine Symptomatik, die sich über lange Jahre hinzieht, läßt an angeborene Stoffwechseldefekte, chronische Entzündungen oder Intoxikationen denken. Wichtig im Hinblick auf die Virushepatitis sind Injektionen, Transfusionen, operative Eingriffe sowie Reisen in warme Länder während der voraufgegangenen 6 Monate. Weitere Fragen gelten dem Medikamentengebrauch einschließlich Drogen sowie Narkosen in den letzten 2–3 Wochen. Frühere Operationen an den Gallenwegen, evtl. mit zwischenzeitlichen Episoden von Cholangitis, sprechen für eine Choledochuserkrankung (z. B. Gallenstein).
Die *Initialphase* der Erkrankung ist besonders aufschlußreich. Bei einer Virushepatitis stehen zunächst Übelkeit, Appetitlosigkeit, bei Rauchern Abneigung gegen das Rauchen, evtl. katarrhalische Erscheinungen und Gelenkbeschwerden im Vordergrund. Bei einer Cholestase ist der Beginn schleichender und wird oft von quälendem Juckreiz begleitet. Eine Cholangitis wird durch Fieber, evtl. Schüttelfrost, gekennzeichnet. Der weitere *Krankheitsverlauf* geht bei einer Cholestase mit geringen subjektiven Beschwerden einher. Im Gegensatz dazu fühlen sich Patienten mit hepatozellulärem Ikterus stärker beeinträchtigt.

Nahrungsfaktoren. Der Alkoholkonsum sollte möglichst präzise ermittelt werden. In je 100 ml Bier sind ca. 3–5 g, Weißwein ca. 6–8 g, Rotwein ca. 10–15 g und Weinbrand ca. 25–30 g enthalten. Eine toxische Leberschädigung ist durch chronischen Konsum bei Frauen ab täglich 20 g Alkohol und bei Männern ab täglich 80 g möglich. Die Angabe von Fettintoleranz oder Dyspepsie spricht für eine Choledocholithiasis.

Beruf. Exposition mit Vinylchlorid bei Kunststoffarbeitern kann die Ursache für einen toxischen Leberschaden, evtl. mit Aszites und Hämangioendotheliom, sein.

Urinfarbe. Durch Bilirubin erhält der Urin eine dunkelbraune Farbe. Eine Bilirubinurie ist jedoch nur bei konjugierter Hyperbilirubinämie zu erwarten. Durch intravaskuläre Hämolyse entsteht manchmal eine rote Urinfarbe. Die Ursache ist hier eine Hämoglobinurie. Differentialdiagnostisch muß bei rotem Urin auch an eine Porphyrie, an eine Myoglobinurie (Alkoholexzeß!), eine Verfärbung durch Medikamente (Sulfonamide etc.) oder an eine Hämaturie gedacht werden. Urobilinogen ist farblos; nach längerem Stehen kann es sich in das braun gefärbte Urobilin umwandeln. Bei einem Verschlußsyndrom fehlt Urobilinogen. Eine Vermehrung findet sich bei Hämolysen (vermehrte Bildung) oder bei hepatozellulärem Ikterus (verminderte Rückresorption aus dem Pfortaderblut). Durch Teststreifen lassen sich Bilirubin und Urobilinogen rasch und problemlos identifizieren.

Stuhlfarbe. Die braune Farbe des Stuhls wird durch den Gehalt an Sterkobilin determiniert. Acholische, grau-weiß gefärbte Entleerungen kennzeichnen einen Verschluß oder einen schweren hepatozellulären Schaden. Bei einer Hämolyse erscheinen die Fäzes infolge des erhöhten Anfalls an Bilirubin auffallend dunkel (weitere Einzelheiten zur Stuhlfarbe s. 3.3.5).

Begleitsymptome. Wird die Gelbsucht von hohem, intermittierenden *Fieber* begleitet, so spricht dies für eine Cholangitis oder für einen Leberabszeß; bei einer floriden Virushepatitis ist Fieber ungewöhnlich. *Schmerzen* im rechten Oberbauch werden in erster Linie durch Gallensteine verursacht. Leichtere Beschwerden können manchmal beim Pankreasneoplasma oder bei Virushepatitis auftreten. *Juckreiz* kennzeichnet Ikterusformen mit Cholestase, beispielsweise biliäre Zirrhosen. Als Ursache wird der erhöhte Gallensäurespiegel diskutiert. *Übelkeit, Brechreiz, Erbrechen* in wechselndem Ausmaß sind typische Begleiterscheinungen der hepatobiliären Erkrankungen. Eine *Gewichtsabnahme* läßt an ein Neoplasma der Leber und Gallenwege bzw. an Metastasen denken; manchmal ist es auch ein Zeichen bei chronischen Hepatopathien mit Anorexie. Intestinale *Blutungen* sind typische Komplikationen der Zirrhose mit portalem Hypertonus; bei Hämatochezie kommt differentialdiagnostisch auch eine Colitis ulcerosa mit Leberbeteiligung in Frage (vgl. Kap. 5).

9.3.2 *Körperliche Untersuchung*

Auf kaum einem Gebiet der inneren Medizin erfährt die Diagnostik durch die physikalischen Befunde so reiche Unterstützung. Dies gilt besonders für die chronischen Lebererkrankungen.

Hautveränderungen. Die *Tönung* des Ikterus läßt bisweilen auf die Ursache schließen; eine diskrete Gelbfärbung, evtl. mit leichter Anämie, kennzeichnet Hämolysen. Bei hepatozellulären Erkrankungen erscheint die Haut orangegelb. Ein längerdauernder hepatozellulärer Ikterus sowie ein cholestatischer Ikterus weisen infolge der zusätzlichen Einlagerung von Biliverdin eine Grünfärbung auf.
Veränderungen der Haut und Hautanhangsgebilde sind in vielfacher Weise bei chronischen Lebererkrankungen, insbesondere bei Zirrhosen, zu beobachten. Eine Zusammenstellung der sog. *Leber-Haut-Zeichen* zeigt Abb. 9.2. Eine weitere Diskussion findet sich auch in Kap. 10.

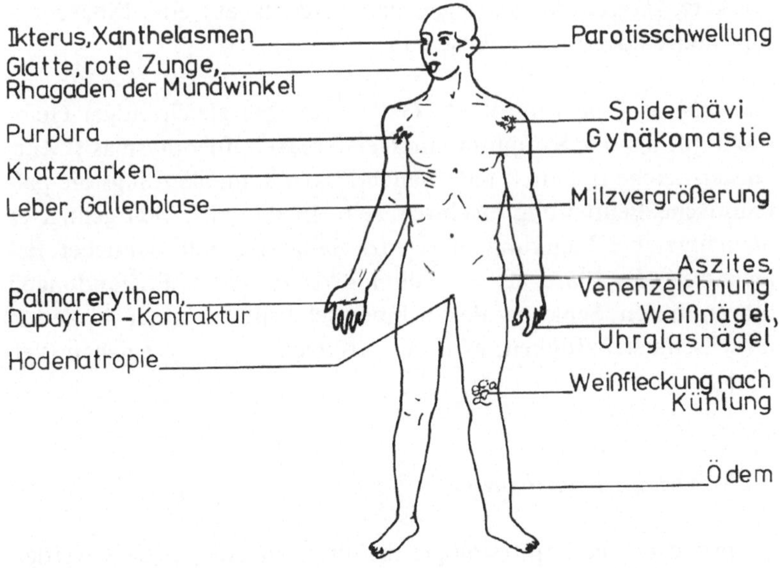

Abb. 9.2. Hautveränderungen bei chronischen Lebererkrankungen. (Nach Martini)

Leber. Die *Lebergröße* läßt sich anhand des tastbaren kaudalen Randes und der durch laute Perkussion feststellbaren kranialen Begrenzung abschätzen; in der Medioklavikularlinie sollte der Abstand 11–14 cm betragen. Fehler können durch einen vergrößert angelegten rechten Leberlappen (Riedel-Anomalie) entstehen. Bei Lebererkrankungen kommt es in der Initialphase durch Ödembildung, Einlagerung von Fett oder Bindegewebe zu einer Vergrößerung. Die Konsistenz ist vermehrt. Bei weiterem Fortschritt wird die Leber ggf. durch Atrophie, Narbenbildung etc. klein. Eine *Druckschmerzhaftigkeit* findet man bei Hepatitis, Rechtsherzversagen, evtl. auch beim Malignom. Umschriebene Knoten weisen auf Metastasen hin. Venöse *Strömungsgeräusche* können bisweilen bei alkoholischer Hepatitis oder gefäßreichen Neubildungen auskultiert werden.

Milz. Die *Milzgröße* ist ein wichtiges Kriterium bei der Beurteilung des Ikterus. Eine leichte Vergrößerung mit weicher *Konsistenz* findet man bei akuter Hepatitis (ca. 15% aller Fälle) oder bei generalisierten Infekten. Eine derbe Konsistenz mit Splenomegalie kennzeichnet chronische Hämolysen oder chronische Lebererkrankungen. Stärkere Vergrößerungen legen den Verdacht auf eine Milzvenenthrombose oder eine Leukose nahe.

Gallenblase. Eine vergrößerte Gallenblase bei gleichzeitiger Gelbsucht gilt als das Symptom eines Pankreaskopfneoplasmas (Courvoisier-Zeichen). Durch fette Bauchdecken kann allerdings die palpatorische Beurteilung erschwert sein. In diesen Fällen gelingt es manchmal bei Lagerung in Kreuzhohlhaltung und seitlicher Beleuchtung die Blase als Vorwölbung darzustellen. Entzündungen führen durch Senkung der Schmerzschwelle zu einer isolierten Druckschmerzhaftigkeit, evtl. mit positivem Murphy-Zeichen (vgl. 1.3.6).

9.3.3 Wichtige Krankheiten mit Ikterus

Aufgrund der Pathophysiologie des Bilirubinstoffwechsels werden die ikterischen Erkrankungen in solche mit einer Erhöhung des konjugierten sowie des unkonjugierten Serumbilirubins eingeteilt (vgl.

Tabelle 9.1). Bei einer unkonjugierten Hyperbilirubinämie liegt die Störung bei den in Abb. 9.1 gezeigten Stoffwechselschritten①–⑤. Die klinisch-chemische Messung von konjugiertem und unkonjugiertem Bilirubin ist wegen der unterschiedlichen Wasserlöslichkeit der beiden Substanzen getrennt ohne besondere Schwierigkeit möglich.

Unkonjugierte Hyperbilirubinämie

Das gemeinsame Kennzeichen ist u.a. das Fehlen von Bilirubin im Harn (vgl. auch 9.2). Es handelt sich u.a. um folgende Erkrankungen: Hämolysen, primäre Shunthyperbilirubinämie, Gilbert-Syndrom, Crigler-Najjar-Syndrom, Lucey-Driscoll-Syndrom sowie Hyperthyreosen. In diesem Zusammenhang sei erwähnt, daß verschiedene Faktoren eine unkonjugierte Hyperbilirubinämie beeinflussen können. Ein Bilirubinanstieg wird bei Hunger, Alkoholgenuß, Streß, Gravidität sowie nach verschiedenen Medikamenten (z.B. orale Kontrazeptiva oder Gallenkontrastmittel) beobachtet. Eine Abnahme erfolgt durch blaues oder UV-Licht sowie durch Arzneimittel, wie Glukokortikoide, Phenobarbital, Sulfonamide oder Colestyramin.

Hämolysen. Gemeinsames Kennzeichen der Hämolysen, auf deren vielfältige Ursachen hier nicht im einzelnen eingegangen werden soll (einen gesteigerten Erythrozytenzerfall findet man beispielsweise bei Zirrhosen), ist neben einer Erhöhung des unkonjugierten Bilirubins eine Vermehrung der Retikulozyten, des Serumeisens und der Erythropoese im Knochenmark. Bei einer kompensierten Hämolyse kann eine Anämie fehlen. Eine weitere Diagnostik wird durch die Bestimmung der Erythrozytenlebenszeit, Hämoglobinspiegel, Haptoglobinspiegel, Hämoglobinelektrophorese und Coombs-Tests möglich.

Primäre Shunthyperbilirubinämie. Als Folge einer gesteigerten Bilirubinbildung im Knochenmark kommt es zumeist während der Pubertät zu einer mäßigen, im Ausmaß wechselnden Gelbsucht. Die Vererbung dieser seltenen Störung ist unklar.

Gilbert-Syndrom. Aus unterschiedlichen Ursachen kommt es vorwiegend bei männlichen Patienten zu einem Anstieg des unkonjugierten

Bilirubins bis auf 6 mg/dl. Die Häufigkeit beträgt bei Männern zwischen 1 und 5%. Pathogenetisch finden sich Störungen der Bilirubinaufnahme, Bilirubinkonjugation oder eine Erhöhung der Bilirubinproduktion. Die Erkrankung wird zumeist im Adoleszentenalter entdeckt. Die üblichen Leberfunktionstests verlaufen unauffällig. Als beweisend kann gelten, wenn nach einer 3tägigen Beschränkung der Kalorienzufuhr auf 400 kcal/Tag das unkonjugierte Serumbilirubin um mehr als 100% ansteigt. Beim Nikotinsäuretest wird der Anstieg des indirekten Bilirubins nach Gabe von 50 mg Nikotinsäure i.v. anhand vorher und (laufend stündlich über 5 h) nachher entnommener Blutproben ermittelt. Beim M. Gilbert ist die Zunahme verzögert; nach 5 h ist im Gegensatz zu den anderen Ikterusformen der Spiegel weiterhin auf mindestens 50% des Maximalwerts erhöht [5]. Eine Therapie des M. Gilbert ist nicht nötig; der Patient sollte jedoch über die Harmlosigkeit seiner Erkrankung informiert werden.

Crigler-Najjar-Syndrom. Infolge des Fehlens der Glukoronyltransferasen entsteht nach der Geburt ein schwerer Ikterus. Die Erkrankung wird autosomal-rezessiv vererbt. Die Kinder sterben innerhalb von Wochen oder Monaten; überlebende Kinder sind debil. Die Therapie besteht in Austauschtransfusionen.

Lucey-Driscoll-Syndrom. Diese vorübergehende Erhöhung des konjugierten Bilirubins findet man beim Neugeborenen. Als Ursache wird eine Störung, welche von der Mutter ausgeht, diskutiert. Gelegentlich ist zur Vermeidung eines Kernikterus eine Austauschtransfusion nötig.

Konjugierte Hyperbilirubinämie

Eine Erhöhung des konjugierten Serumbilirubins kennzeichnet die Mehrzahl der hepatobiliären Erkrankungen. Da der Metabolit wasserlöslich ist, wird er auch im Urin ausgeschieden. Wegen der kurzen Serumhalbwertszeit kann bei leichten Formen die Hyperbilirubinämie fehlen und lediglich die Bilirubinurie im Vordergrund stehen. Neben einem Anstieg des konjugierten Bilirubins findet man in der Regel auch einen Anstieg des unkonjugierten Bilirubins im Serum. Nachfolgend eine Zusammenstellung der in Frage kommenden Erkrankungen.

Hepatobiliäre Erkrankungen, welche evtl. mit konjugierter Hyperbilirubinämie einhergehen nach [2]; in Klammern: beispielhafte Ursachen

---

1) *Hepatitis*
   - akute Hepatitis (Viren; Alkoholismus; Medikamente; Chemikalien; Gifte)
   - chronisch persistierende Hepatitis (Viren)
   - chronisch aktive Hepatitis (Viren)
2) *Fibrose* (kongenital; Alkohol; Speicherkrankheiten; Toxine)
3) *Zirrhose* (Alkohol; angeborene Stoffwechseldefekte; Medikamente; Toxine; Infektionen; Gallenwegsobstruktion; kongestives Herzversagen)
4) *Cholestase*
   - Intrahepatische Cholestase ohne mechanische Behinderung des Gallenflusses (Medikamente; Viren; Alkohol; nach Operationen; Gravidität)
   - Intrahepatische Cholestase infolge mechanischer Abflußbehinderung (sklerosierende Cholangitis; Neoplasmen; Gallenwegsatresie)
5) *Herdförmige Läsionen der Leber* (Bakterien inkl. Tbc, Salmonella typhi, Brucella, Leptospiren; Protozoen; Würmer; M. Boeck; Berylliumintoxikation; Abszesse)
6) *Gefäßveränderungen der Leber*
7) *Stoffwechselstörungen der Leber* (Rotor-Syndrom, Porphyrie, Alpha-1-Antitrypsin-Mangel; Fettleber; Speicherkrankheiten)
8) *Angeborene und frühkindliche Fehlbildung der Leber*
9) *Geschwülste der Leber und der intrahepatischen Gallenwege*
10) *Erkrankungen der Gallenblase* (Anomalie; Steinbildung; Entzündung; Hydrops; Empyem; Neoplasma)
11) *Erkrankungen der extrahepatischen Gallenwege* (Entzündungen; Obstruktionen durch Steine; Geschwülste; Strikturen; Kompression der Gallenwege von außen)

Verschiedene Faktoren können eine konjugierte Hyperbilirubinämie beeinflussen. Eine Zunahme wird nach Medikamenten, z. B. anabolen Steroiden, Östrogenen und oralen Kontrazeptiva, während der Schwangerschaft, Menstruation und bei Niereninsuffizienz beobachtet; zu einem Abfall führt eine Therapie mit Glukokortikoiden.

Rotor-Syndrom und Dubin-Johnson-Syndrom. Bei den familiär auftretenden Erkrankungen liegt eine Störung der Ausscheidung von konjugiertem Bilirubin und anderen organischen Anionen, außer

Gallensalzen, zugrunde. Kennzeichen des Dubin-Johnson-Syndroms ist eine massive Speicherung von dunkel-pigmentiertem Melanin. Die Bilirubinkonzentrationen liegen bei beiden Krankheiten unter 8 mg/dl, können jedoch im „Schub" auf 20–30 mg/dl steigen. Im Urin sind Bilirubin und Urobilinogen vermehrt. Zur Unterscheidung der beiden Krankheitsbilder wird das unterschiedliche Verhalten nach Gabe von BSP und Röntgenkontrastmittel herangezogen; allein beim Dubin-Johnson-Syndrom kommt es zu einem Wiederanstieg von BSP-Konjugaten im Blut zwischen 45 und 90 min nach der Injektion; eine Röntgenkontrastdarstellung der Gallenblase ist nicht möglich. Beim Rotor-Syndrom ist in ca. 16% die alkalische Serumphosphatase erhöht.

Walshe-Tygstrup-Syndrom. Es handelt sich hier um einen intermittierenden intrahepatischen Verschlußikterus mit benignem Verlauf. Familiäres Vorkommen spricht für eine genetisch bedingte Ursache. Gelbsuchtschübe können schon in den ersten Lebensjahren auftreten, andererseits auch erst im frühen Erwachsenenalter. Die Ursache ist letztlich unklar; diskutiert wird eine Störung des Lithocholsäurestoffwechsels. Die Schübe dauern meistens mehrere Monate. Die Serumbilirubinwerte sind hoch, zwischen 9 und 44 mg/dl.

Virushepatitis. Zahlreiche Viren können zur akuten Entzündung und Nekrose der Leber führen. Am bedeutendsten sind: Hepatitis-A-Virus (HAV), Hepatitis-B-Virus (HBV) sowie Hepatitis-Nicht-A-Nicht-B-Virus (HNANBV). Weitere Erreger sind Gelbfiebervirus, Zytomegalievirus, Herpesvirus, Mumpsvirus, Epstein-Barr-Virus. Bei diesen Erregern stehen in der Regel Entzündungen anderer Organe im Vordergrund. Infektionen mit HAV, HBV und HNANBV verlaufen gleichartig und sind aufgrund des klinischen Bildes nicht zu differenzieren. Einen großen Fortschritt brachte die Nachweismöglichkeit der Infektion mit HAV und HBV durch serologische Methoden. HNANBV ist bisher nicht identifiziert worden. Wahrscheinlich handelt es sich um mehrere Erreger. Nach verschiedenen Statistiken verursachen sie 15–70% der sporadischen Hepatitisfälle und 80–90% der Posttransfusionshepatitiden. Die Inkubationszeit beträgt nach Infektion mit HAV 2–6 Wochen, mit HBV 2–6 Monate und mit HNANBV 2 Wochen bis einige Monate.

Die Übertragung von HAV erfolgt fäkal-oral, von HBV vorwiegend parenteral und von HNANBV wahrscheinlich sowohl fäkal-oral als auch parenteral. Die klinischen Symptome beginnen mehr oder minder plötzlich, mit katarrhalischen Erscheinungen, Müdigkeit, Abgeschlagenheit, Gelenkbeschwerden, Myalgien, Übelkeit, Appetitlosigkeit, Erbrechen. Dem Auftreten der Gelbsucht geht in der Regel die Ausscheidung von bierbraunem Urin voraus. Die Diagnose wird während der ikterischen Phase durch den serologischen Nachweis von Antikörpern gegen HAV bzw. HBV-Antigenen und -Antikörpern gestellt (weitere Einzelheiten s. 9.4.1).

Komplikationen der Virushepatitis sind bei etwa 0,1% die akute oder subakute Leberdystrophie mit *Koma* sowie der Übergang in die *chronischen Verlaufsformen.* HAV-Infektionen können protrahiert verlaufen, sie werden jedoch nie chronisch. Im Gegensatz dazu muß bei Infektionen mit HBV in 5–10% der Fälle mit dem Übergang in die chronische Hepatitis, die definitionsgemäß länger als 6 Monate dauert, gerechnet werden. Durch HNANBV sollen bei über 50% der Patienten chronische Verläufe auftreten. Aufgrund histologischer Kriterien unterscheidet man eine chronisch-persistierende Hepatitis mit günstiger Prognose und eine chronisch-aktive Hepatitis mit der Tendenz zum Übergang in die Zirrhose.

Differentialdiagnostisch kommen bei chronischer Hepatitis, sofern ein Erregernachweis fehlt, zahlreiche Ursachen in Betracht:

Ursachen der chronisch aktiven Hepatitis

- Viren (HBV, HNANBV)
- Medikamente (α-Methyldopa, Isoniazid, Nitrofurantoin)
- M. Wilson
- Alkoholismus
- Lupoide autoimmune Hepatitis
- α_1-Antitrypsin-Mangel
- Galaktosämie

Die Verläufe sind in der Regel schleichend und ohne spezifische Zeichen. Ein M. Wilson manifestiert sich durch einen hellen Kornealring (Kayser-Fleischer), der leicht diagnostiziert werden kann.

Bakterielle Hepatitis. Die wichtigste bakterielle Leberentzündung wird durch Leptospiren hervorgerufen. Kennzeichen ist der Beginn mit hohem Fieber, Schüttelfrost, Kopf- und Rückenschmerzen sowie ausgeprägter Konjunktivitis. Oft findet man bei der sich sehr vielgestaltig präsentierenden Erkrankung auch eine Leukozytose mit Linksverschiebung.

Hepatitis durch Medikamente, Chemikalien oder Gifte. Eine Vielzahl chemischer Substanzen können Entzündung, Nekrose oder Verfettung der Leber auslösen [3]. Bei chronischer Exposition ist auch ein Übergang in Fibrose oder Zirrhose möglich. Man unterscheidet dabei zwischen einer toxischen, vorhersagbaren Reaktion und einer nicht vorhersagbaren Überempfindlichkeit der Leber (Idiosynkrasie). Das klinische Erscheinungsbild sowie die morphologischen und funktionellen Kriterien sind im Einzelfall weitgehend uncharakteristisch. Differentialdiagnostisch kommen deshalb andere Ursachen in Frage, beispielsweise Viren. Als Hinweis auf eine Idiosynkrasie gelten Fieber, Hautausschlag sowie eine Vermehrung der eosinophilen Granulozyten im Blut oder in den Geweben. In der Regel wurde in diesen Fällen das Arzneimittel nicht länger als 4 Wochen gegeben. Zum Beweis bleibt letztlich der Expositionsversuch; er kommt v.a. dann in Frage, wenn die weitere Gabe eines inkriminierten Medikaments nötig ist.
Toxische Reaktionen der Leber durch Chemikalien und Gifte hängen von der Menge und Dauer der Einnahme ab. In der Regel finden sich Begleitreaktionen anderer Organe, z.B. Erbrechen, Durchfall, Koma, Nierenversagen, pulmonale Komplikationen. Entscheidend ist hier der Giftnachweis; ggf. sollten frühzeitig geeignete Proben der Körperflüssigkeiten für die toxikologische Untersuchung asserviert werden.
Nachfolgend werden – ohne den Anspruch der Vollständigkeit – chemische Substanzen aufgelistet, die zu Leberschäden führen können. Auch wenn beim einzelnen Fall unterschiedliche Wirkungen beobachtet werden, so läßt sich häufig ein bestimmtes Schädigungsmuster einer Substanzgruppe zuordnen. Wenn dies in der Zusammenstellung erfolgt, so unter der Voraussetzung dieser individuellen Variation.

Medikamente und andere chemische Substanzen, welche zu Leberschäden führen können

1) *Leberschäden regelmäßig zu erwarten*
   - Klinischer Verlauf als akute Hepatitis:
     - Medikamente: Paracetamol, Tetrazykline, Chloroform, Salizylate
     - Gifte: chlorierte Kohlenwasserstoffe, Arsen, Phosphor, Vinylchlorid
   - Klinischer Verlauf als Cholestase: Methyltestosteron, orale Kontrazeptiva, Azathioprin
   - Klinischer Verlauf als Fibrose und Zirrhose: Methotrexat
2) *Leberschäden nur bei empfindlichen Personen (Idiosynkrasie)*
   - Klinischer Verlauf als akute Hepatitis: Isoniazid, Halothan, Methoxyfluoran
   - Klinischer Verlauf als Cholestase: Chlorpromazin, Chlorpropamid, Imipramid
   - Klinischer Verlauf variabel: Sulfonamide, MAO-Hemmer, Penicillin, Erythromycin, Nitrofurantoin, Griseofulvin, Thiouracil, 6-Mercaptopurin, 5-Fluoruracil, Paraaminosalizylsäure, Tolbutamid, Phenylbutazon, Thiazide
   - Klinischer Verlauf als chronisch aktive Hepatitis: α-Methyldopa, Isoniazid, Nitrofurantoin
   - Verlauf mit herdförmigen Läsionen der Leber: Allopurinol, Phenylbutazon, Tolbutamid, Sulfonamide
   - Lebervenenverschluß: Orale Kontrazeptiva
   - Lebertumoren: Vinylchlorid, Androgene, orale Kontrazeptiva

Postoperative Gelbsucht. Im Anschluß an Operationen kommt es häufiger zu positiven Befunden bei Leberfunktionstests einschließlich der Erhöhung des Serumbilirubins, was zu differentialdiagnostischen Schwierigkeiten führen kann. Die häufigste Ursache einer unkonjugierten Hyperbilirubinämie sind Bluttransfusionen, Hämatome oder ein M. Gilbert, der durch Fasten manifest wird (vgl. S. 131). Nachfolgend die wichtigsten Ursachen von konjugierter Hyperbilirubinämie:

Ursachen von konjugierter Hyperbilirubinämie nach operativen Eingriffen

- Cholelithiasis
- Verletzung der Gallenwege bei der Operation
- Dekompensation einer vorbestehenden Lebererkrankung
- Manifestation einer Virushepatitis
- Sepsis, Pneumonie
- Halothan oder andere Medikamente
- Schock, Hypoxie

Morbus Wilson. Als Ursache dieser rezessiv vererbten Stoffwechselerkrankung gilt eine Störung der Kupferausscheidung in die Galle. Entsprechend kommt es zur Ablagerung von Kupfer in den Körpergeweben. Ist vorwiegend die Leber betroffen, so beobachtet man zumeist während der Adoleszenz verschiedenartige Krankheitsbilder, die entweder als chronische Hepatitis oder Zirrhose klassifiziert werden. Kennzeichen sind Ablagerungen in der Descemet-Membran der Kornea (Kayser-Fleischer-Ring), eine Verminderung des Serumzöruloplasmins unter 20 mg/dl sowie eine Erhöhung des Kupfergehalts der Leber über 250 µg/g Trockengewicht. Beweisend ist der Radiokupferbelastungstest.

Hämochromatose und Hämosiderose. Führen hereditäre oder erworbene Faktoren zu einer Überladung des Organismus mit Eisen, so beobachtet man je nach dem Befall vielfältige Erscheinungen. In 90% der Fälle steht eine Leberzirrhose im Vordergrund. Kennzeichen ist eine dunkle Pigmentierung der Leber und der Haut (bei 90%) sowie ein Diabetes (Bronzediabetes). An Hämochromatose erkranken fast ausschließlich Männer. Bis zum Manifestwerden vergehen mehrere Jahrzehnte. Die Diagnose wird anhand einer Dünndarmbiopsie und von Untersuchungen des Eisenstoffwechsels gestellt.

α_1-Antitrypsin-Mangel. α_1-Antitrypsin existiert in verschiedenen, genetisch determinierten Varianten. Besteht ein Mangel, so beobachtet man bei einem Teil der betroffenen Personen Leberschäden bis zur Zirrhose, evtl. auch ein Lungenemphysem. Während der Zusammenhang zwischen Laborbefund und Erkrankung bei Kindern gesichert erscheint, ist dieser bei Erwachsenen noch unklar. Diskutiert wird bei den bisher beobachteten Fällen auch eine (zufällige) Koinzidenz mit einer chronischen Virushepatitis oder anderen Erkrankungen, die zur Leberzirrhose führen können.

Cholestase. Das Kennzeichen der Cholestase ist der verminderte Gallenfluß in den Darm. Die Ursachen können sowohl bei der Gallenbildung in der Leber (intrahepatische Cholestase) als auch in der behinderten Ausscheidung (extrahepatische Cholestase) sein. Wird auch die Bilirubinausscheidung beeinträchtigt, so kommt es zur konjugierten Hyperbilirubinämie, Bilirubinurie sowie zu einer Hellfärbung der Stühle. In Ergänzung zur Übersicht S. 133 sind folgende Ursachen der Cholestase zu nennen:

Ursachen des cholestatischen Ikterus

---

1) *Intrahepatische Cholestase*
   - Virushepatitis
   - Fortgeschrittene Zirrhose
   - Sepsis, Abszeßbildungen
   - Alkoholismus
   - Sarkoidose
   - Sklerosierende Cholangitis (z. B. bei Colitis ulcerosa)
   - Primär biliäre Zirrhose
   - Neoplastische Infiltration, Lymphom
   - Medikamente
   - Walshe-Tygstrup-Syndrom
   - Gravidität

2) *Extrahepatische Cholestase*
   - Choledocholithiasis
   - Neoplasmen, welche den Gallenfluß behindern (Pankreaskopf, Papille, Ductus choledochus)
   - Strikturen (nach Entzündung oder Operationen)
   - Parasiten

Das klinische Bild wird von der Grunderkrankung geprägt. Allgemein kann man sagen, daß sich die Patienten mit Cholestase weniger beeinträchtigt fühlen als solche mit hepatozellulären Erkrankungen. Quälend ist der bei schwerer Flußbehinderung auftretende Juckreiz, der auf die Erhöhung der Serumgallensäuren zurückgeführt wird.
Die Diagnose einer Cholestase erfolgt am einfachsten anhand der Funktionstests, d. h. durch Nachweis des Fehlens von Urobilinogen im Harn sowie des Anstiegs der Exkretionsenzyme (alkalische Phosphatase, γ-Glutamyltranspeptidase). Eine Aussage über die Lokalisation der Störung, d. h. intra- oder extrahepatisch, ist jedoch hierdurch nicht möglich. Hierfür kommt die Darstellung der Leber bzw. Gallenwege durch die verschiedenen bildgebenden Verfahren (Sonographie, ERCP, PTC, CT) in Betracht (weitere Einzelheiten hierzu s. 9.4.2). Wichtig ist, daß die Diagnose rasch gestellt wird und der Pa-

tient bei einer mechanischen Abflußbehinderung ggf. der chirurgischen Therapie zugeführt wird.
Ein intermittierender Verschluß, beispielsweise durch einen kleinen flottierenden Stein, der eine Art Ventil bildet, kann manchmal schwer erkannt werden.
Biliäre Zirrhosen entstehen bei einer *chronischen Cholestase*. Sekundäre biliäre Zirrhosen sind die Folgen einer Abflußbehinderung in den großen Gallenwegen. Man unterscheidet cholestatische und cholangitische Formen. Die primär biliäre Zirrhose ist dagegen durch eine inkomplette bis komplette Cholestase bei freien Gallenwegen gekennzeichnet. Betroffen werden vorwiegend Frauen über 40 Jahre. Im Vordergrund steht ein quälender Juckreiz. Erst nach Jahren kommt es zur Gelbsucht. Xanthome an den Streckseiten der Extremitäten sowie Xanthelasmen weisen auf die oft begleitende Hyperlipoproteinämie hin (vgl. Abb. 10.19). Weiterhin finden sich bei der körperlichen Untersuchung die bekannten Zeichen der Zirrhose sowie nicht selten ein Raynaud-Syndrom. Für die Diagnose sind die Blutbefunde entscheidend. Wegweisend sind bereits im Initialstadium feststellbare erhöhte Cholestaseenzyme und Gallensäuren, evtl. auch erhöhte spezifische IgM und antimitochondriale Antikörper. Letztere weisen auf die immunologische Ätiologie der Erkrankung hin.

9.4 Diagnostik

Für die Beurteilung einer Gelbsucht stehen zahlreiche technische Untersuchungsverfahren zur Verfügung. Durch ihre gezielte Verwendung läßt sich der Ort der Bilirubinstoffwechselstörung eingrenzen und in den meisten Fällen die Ursache bestimmen. Bei Cholestasen gilt die Hauptfrage der mechanischen Abflußbehinderung, weil ggf. chirurgisch bzw. endoskopisch-therapeutisch behandelt werden muß.
Man kann die diagnostischen Verfahren in die Labortests und in die bildgebenden Untersuchungsmethoden einteilen. Durch ihren Einsatz wird in den meisten Fällen die direkte histologische Untersuchung einer Gewebsprobe der Leber bzw. der Gallenwege überflüssig.

9.4.1 Labortests

Durch die vielfältigen Labortests werden Aussagen über die Funktionen ermöglicht. Besonders interessieren Labortests bei den hepatobiliären Erkrankungen. Mit wenigen Ausnahmen sind nachfolgend erwähnte Tests unspezifisch; die Ergebnisse sind bei verschiedenen Erkrankungen positiv. Für die Diagnose werden deshalb die einzelnen Parameter zu „Befundmustern" kombiniert.

Grundlagen der Leberfunktionsdiagnostik

---

1) *Nachweis der Leberzellschädigung anhand des vermehrten Austritts zellständiger Substanzen in das Blut*
 - SGOT, SGPT, GLDH, LDH, Eisen, Vitamin B_{12} etc.

2) *Indirekter Nachweis der Leberzellschädigung anhand der Einschränkung von Funktionen*
 - Verminderter Abbau körpereigener Metabolite, die deshalb im Blut erhöht angetroffen werden: Bilirubin, Gallensäuren, Ammoniak
 - Verminderte Syntheseleistungen, was zu einem Abfall spezifischer Stoffe im Blut führt: Albumin, Gerinnungsfaktoren, Cholinesterase, Cholesterin
 - Eingeschränkte Elimination bei „Belastungstests" mit cholephilen Substanzen (Bromthalein, Indozyaningrün, Bengalrosa) oder urinpflichtigen Substanzen (Galaktose, Benzoesäure, p-Oxyphenylbrenztraubensäure)

3) *Reaktive Veränderungen der Leber, welche am Auftreten bzw. am Anstieg verschiedener Parameter im Blut erkennbar werden*
 - Alkalische Phosphatase, γ-Glutamyltranspeptidase

4) *Reaktive Veränderungen von Indikatoren anderer Organe (Immunreaktionen):*
 - Zirkulierende Antikörper, Veränderungen der Immunglobuline

---

Bilirubin. Der führende Laborparameter der Gelbsucht ist der Bilirubinspiegel im Serum. Unter physiologischen Bedingungen beträgt er 0,2–1 mg/dl. Im Fall einer Hyperbilirubinämie dient zur Klassifikation die Konzentration an unkonjugiertem Bilirubin bzw. konjugiertem Bilirubin, die relativ einfach gemessen werden kann. Bei einer unkonjugierten Hyperbilirubinämie reagieren über 85% des Bilirubins „indirekt"; bei einer konjugierten Hyperbilirubinämie findet sich dagegen nicht mehr als 30–50% „indirektes" Bilirubin. Wertvoll ist auch der Nachweis von Bilirubin im Harn: er beweist eine Vermehrung allein des konjugierten Bilirubins. Eine quantitative Bestimmung des Harnbilirubins erbringt keine besonderen Aufschlüsse.

Enzyme. Für die Diagnostik der hepatobiliären Erkrankungen sind Enzymtests in fast unübersehbarer Zahl vorgeschlagen worden. In der Praxis kommt man jedoch mit wenigen aus. An der ersten Stelle stehen die *Transaminasen* (SGOT, SGPT), die sehr empfindlich Schäden an den Hepatozyten anzeigen. Beim Gesunden beträgt die obere Normgrenze je nach der verwendeten Meßmethode um 20 E/l. Patienten mit leichten bis mittelschweren Schädigungen weisen Werte um 50–200 E/l auf. Bei akuter Hepatitis werden Aktivitäten in der Größenordnung 500–2000 E/l gemessen.
Störungen des Gallenflusses werden durch den Anstieg der *Exkretionsenzyme* (alkalische Phosphatase und γ-Glutamyltranspeptidase) angezeigt. Die Unterscheidung zwischen intrahepatischer und extrahepatischer Cholestase ist durch diese Aktivitätsbestimmungen nicht möglich. Ein Anstieg der γ-Glutamyltranspeptidase erfolgt auch bei toxischen Schädigungen, besonders bei Alkoholismus. Im Vergleich ist bei alkoholischer Hepatitis die γ-Glutamyltranspeptidase stärker erhöht als die Transaminasen.
Die *Gerinnungsenzyme* sind die empfindlichsten Parameter eines Leberversagens, beispielsweise beim Leberzerfall. Global werden sie durch den Quick-Test erfaßt. Für die exakte Diagnostik dienen die Faktoren II, V und VII. Aus der Summe der 3 Faktoren läßt sich der prognostische Colombi-Index errechnen: sinkt er unter 100%, so wird die Lebenserwartung bei akuter Leberdystrophie gering.
Die *Cholinesterase* erscheint als Sekretionsenzym der Leber im Blut. Ein Absinken zeigt – ähnlich dem Albuminspiegel – eine verminderte Syntheseleistung der Leberparenchymzellen an. Dieser Vorgang kennzeichnet chronische Leberparenchymerkrankungen, z. B. Zirrhosen.
Bei der Bewertung von Serumaktivitäten der verschiedenen Enzyme sollte man sich darüber im klaren sein, daß ein pathologischer Befund nicht nur von der Einschwemmung, sondern auch vom Abbau abhängt. Die *Halbwertszeiten der Elimination* sind sehr unterschiedlich (vgl. auch Tabelle 9.2). Beispielsweise wird SGOT fast 3mal so

Tabelle 9.2. Halbwertszeiten der Elimination aus dem Serum von diagnostischen Leberenzymen

Enzym	Halbwertszeit
SGOT	17 ± 5 h
SGPT	47 ± 10 h
Alkalische Phosphatase	72 – 144 h
γ-Glutamyltranspeptidase	72 – 96 h
Cholinesterase	ca. 10 Tage
Faktor VII	ca. 4 h
Faktor V	ca. 24 h
Faktor II	ca. 72 h

schnell abgebaut wie SGPT. Dies erklärt, warum SGPT „empfindlicher" Leberparenchymzellstörungen anzeigt als SGOT. Die Gerinnungsenzyme, insbesondere der Faktor VII, gelten als sensible Indikatoren der Leberfunktion, weil sie bei einer gestörten Synthese rasch abfallen.

Von verschiedenen Autoren wurden *Quotienten* von Enzymmeßwerten, z. B. SGOT/SGPT, für diagnostische und prognostische Aussagen gebildet [6]. Wegen der großen Variablilität in den einzelnen Fällen haben diese Verfahren jedoch keine allgemeine Verbreitung gefunden.

Spezielle Labortests

Hepatitisserologie. Die Infektion mit *Hepatitis-A* wird am spezifischen Antikörper erkannt, welcher etwa mit dem Beginn der Gelbsucht im Serum gefunden wird. In der Initialphase zirkuliert er allein in der IgM-Fraktion, was eine Abgrenzung zur älteren, abgeklungenen Erkrankung erlaubt. Mit einer Infektiosität ist in den ersten beiden Wochen der Erkrankung zu rechnen.

Für den Nachweis einer *Hepatitis-B* stehen eine Reihe von serologischen Tests zur Verfügung. Der Erreger kann am Auftreten von immunogenem Material aus seiner Hülle, dem HBs-Antigen, sowie von Material aus dem Virusinneren – HBc-Antigen und HBe-Antigen – erkannt werden. Der Heilungsverlauf läßt sich am Auftreten von spezifischen, gegen diese Antigene gerichteten Antikörpern verfolgen. HBs-Antigen ist zumeist schon Wochen vor dem Erkrankungsbeginn nachweisbar und persistiert in niedriger Konzentration für einige Wochen nach der Ausheilung, wobei aus dem Konzentrationsabfall in der Erkrankungsphase auch prognostische Aussagen möglich sind. Anti-HBs-Antigen findet man etwa um den Zeitpunkt, zu dem HBs-Antigen eliminiert wird, gelegentlich auch später („diagnostische Lücke"). In einzelnen Fällen kann Anti-HBs-Antigen trotz der Ausheilung fehlen, hier ist der Nachweis von Anti-HBc-Antigen wertvoll, denn ähnlich wie das HBs-Antigen ist es in der Regel vor der Erkrankung im Blut vorhanden, bleibt dann aber lebenslang nachweisbar. Anti-HBc-Antigen der IgM-Klasse ist nur während der Initialphase und bis zu ca. ½ Jahr nach der Ausheilung der Hepatitis vorhanden. Es gilt als zuverlässigster Indikator einer Hepatitis B, zumal HBs-Antigen bei 5–10% der Patienten fehlen oder bei Gesunden ohne die Zeichen einer Hepatitis vorkommen kann. HBe-Antigen tritt ähnlich wie HBs-Antigen während der Inkubationszeit und der akuten Erkrankung auf; entsprechend dem Anti-HBs-Antigen findet sich dann auch Anti-HBe-Antigen während der Ausheilung. HBe-Antigen gilt als Marker für die komplette Virusvermehrung. Sein Nachweis spricht gegen das Vorliegen eines gesunden Trägerstatus und für das Bestehen einer akuten oder chronischen Hepatitis. Blut mit HBe-Antigen gilt deshalb auch als infektiös. Weitere Kennzeichen von Infektiosität sind im Serum meßbare Aktivität von DNS-Polymerase bzw. der elektronenoptische Nachweis von Dane-Partikeln. Für die Routine sind diese beiden Verfahren zu aufwendig. In Tabelle 9.3 werden die serologischen Parameter bei verschiedenen Verlaufsormen der Hepatitis-B-Infektion dargestellt.

Eine *Autoimmunhepatitis* („lupoide Hepatitis") wird im Auftreten von Antikörpern gegen Kerne bzw. glatte Muskulatur erkannt. Fehlen bei einer Hepatitis immunologische Marker und können andere Ursachen wie Infektionen mit Zytomegalie und Epstein-Barr-Virus, Leptospiren oder Intoxikationen ausgeschlossen werden, so bleibt als Vermutungsdiagnose *Non-A-Non-B-Hepatitis.* Weitere spezielle Labortests, die bei unklarer Gelbsucht durchgeführt werden können, sind in Tabelle 9.4 aufgeführt.

Tabelle 9.3. Bedeutung der serologischen Parameter bei Hepatitis-B-Infektion (+ nachweisbar; (+) evtl. nachweisbar)

	HBsAg	Anti-HBsAg	HBeAg	Anti-HBeAg	Anti-HBcAg
Akute Hepatitis B					
Frühphase	+		(+)		
Spätphase, chronische Hepatitis	+		+		+
Rekonvaleszenz, Frühphase			(+)		+
Rekonvaleszenz, Immunität		+		+	+
Abgelaufene Hepatitis B		(+)			(+)
Erfolgreiche Impfung		+			
Infektiöser Carrier, evtl. abklingende/chronische Hepatitis B	+			+	+

Tabelle 9.4. Spezielle diagnostische Labortests im Serum bei hepatobiliärem Ikterus

Labortest	Indikationen
Ammoniak	Leberausfall, Leberzerfall
α-Fetoprotein	Primäres Leberneoplasma
α_1-Antitrypsin	Chronische Hepatitis
Ferritin	Hämochromatose, Hämosiderose, chronische Lebererkrankungen
Zöruloplasmin	M. Wilson
Immunglobuline	Chronische Lebererkrankungen, Alkoholismus
Porphyrinmetabolite (auch im Harn und Stuhl)	Porphyrie

9.4.2 Bildgebende Untersuchungsverfahren

Die Einführung verschiedener bildgebender Untersuchungstechniken in den letzten Jahren hat die Ikterusdiagnostik wesentlich erleichtert. Im einzelnen zählen hierzu Sonographie, Szintigraphie,

Angiographie, Darstellung der Gallenwege durch endoskopische retrograde Cholangiopankreatikographie (ERCP) und perkutane transhepatische Cholangiographie (PTC), sowie die abdominelle Computertomographie (CT). Durch ihre gezielte Verwendung gelingt es, bei geringem Risiko und zuverlässig, besonders auch Cholestasen zu klären [7].

Die größte praktische Bedeutung hat die *Sonographie*, mit der sich regelmäßig Leber, Gallenblase und die Gefäße im Bereich der Leberpforte einschließlich des Ductus choledochus darstellen lassen. Bei optimaler Technik kann der distale Ductus choledochus in 75% der Fälle erkannt werden. Mit großer Zuverlässigkeit gelingt der Nachweis von Steinen und einer Erweiterung der Gallenwege. Die Sensitivität bei der Beurteilung von Veränderungen des Leberparenchyms ist etwas geringer; trotzdem ist die Sonographie ein wertvolles Instrument für die Differenzierung akuter und chronischer Parenchymschäden sowie für den Nachweis umschriebener Läsionen (Zysten, Verkalkungen, Neubildungen) geworden. Bei unklaren Befunden besteht darüber hinaus die Möglichkeit, durch die gezielte Feinnadelpunktion Material für die zytologische Diagnostik zu gewinnen.

Die *Computertomographie* erlaubt die Darstellung der Leber, der Gallenwege und des Pankreas. Der Einsatz beim Ikterus ist geeignet zum Nachweis von Neubildungen im Bereich der Leberpforte oder des Pankreaskopfes, sofern diese bei der Sonographie nicht zuverlässig identifiziert werden konnten.

9.4.3 Laparoskopie, Leberblindpunktion

Die direkten Untersuchungsverfahren der Leber sind durch die modernen, weniger invasiven Methoden in ihrer Bedeutung zurückgetreten. Als Indikationen gelten unklare Leberbefunde, insbesondere bei chronischen Lebererkrankungen, sowie die Diagnose von primären Neubildungen bzw. Metastasen. Wegen ihres größeren Informationswerts bei gleichem Risiko ist die Laparoskopie der Blindpunktion vorzuziehen. Bei Neoplasmaverdacht ist die Blindpunktion kontraindiziert. In diesen Fällen ist mit hoher Treffsicherheit die ultraschallgezielte Feinnadelpunktion möglich.

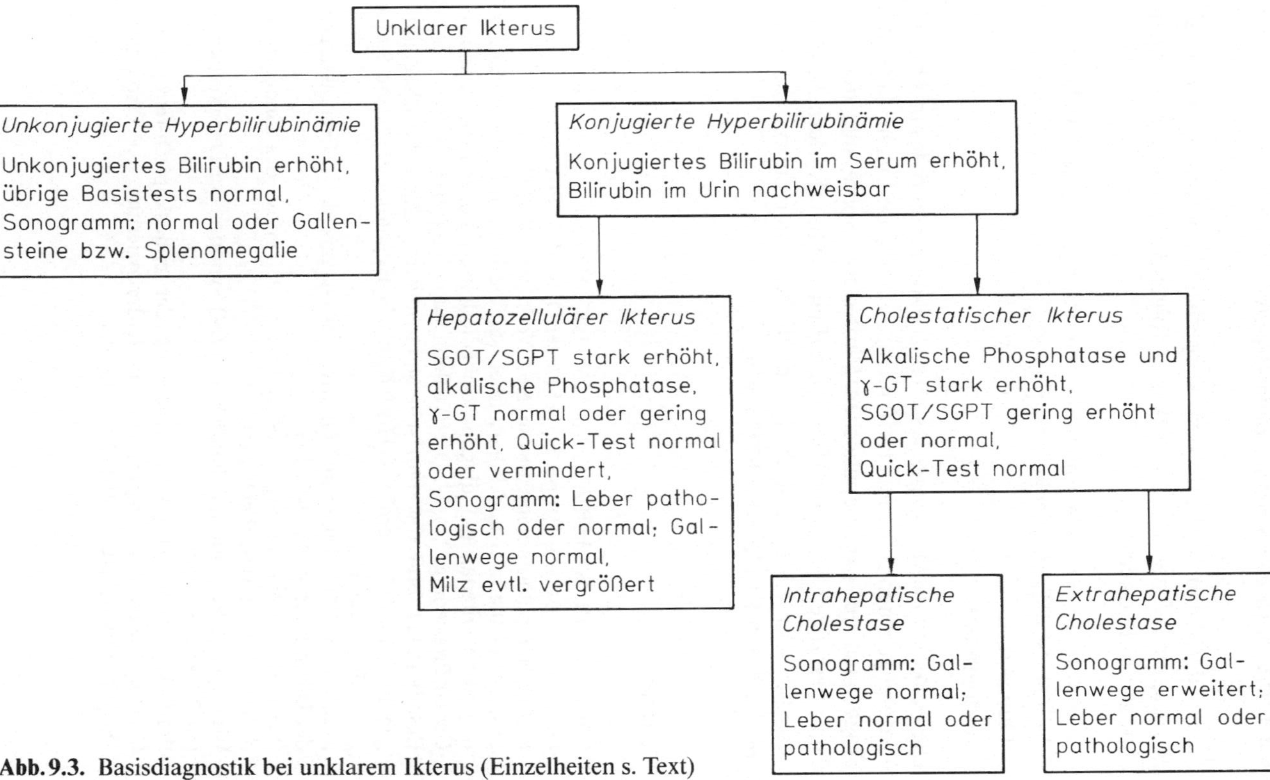

Abb. 9.3. Basisdiagnostik bei unklarem Ikterus (Einzelheiten s. Text)

9.4.4 Diagnostische Strategie beim Ikterus

Neben der Anamnese und dem körperlichen Befund kommen als *Basisdiagnostik* bei unklarem Ikterus folgende technische Untersuchungen in Betracht:

- Bilirubin im Serum (konjugiert und unkonjugiert) und im Harn,
- SGOT, SGPT, alkalische Phosphatase, γ-GT,
- Quick-Test,
- Sonogramm.

Die *weiteren Entscheidungen* lassen sich dann anhand des in Abb. 9.3 wiedergegebenen Schemas treffen. Im Vordergrund steht dabei die Frage nach der extrahepatischen Cholestase. Sollte sich der Verdacht bestätigen, so ist im Hinblick auf eine evtl. erforderliche chirurgische oder endoskopisch-therapeutische Intervention die Diagnostik durch ERCP oder PTC nötig.

Literatur

1. Chowdhury JR, Wolkoff AW, Arias IM (1982) Heme and bile pigment metabolism. In: Arias I, Popper H, Schachter D, Shafritz DA (eds) The liver: biology and pathobiology. Raven, New York, pp. 309–322
2. Diseases of the liver and biliary tract: standardization of nomenclature, diagnostic criteria, and diagnostic methodology. Fogarty International Center Proceedings No. 22. DHEW Publication No (NIH) 77–725
3. Eisenburg J (1979) Exogen-toxische und medikamentöse Leberschädigungen. In: Kühn HA, Wernze H (Hrsg) Klinische Hepatologie. Thieme, Stuttgart, S. 6171–6203
4. Martini GA (1977) Stufen und Grenzen der Diagnostik bei Erkrankungen der Leber. Internist 18: 149–155
5. Preisig D, Bircher, Preisig R (1982) Positive Diagnose des Gilbert-Syndroms. Schweiz Med Wochenschr 33: 1122–1129
6. Wallnöfer H, Schmidt E, Schmidt FW (1974) Synopsis der Leberkrankheiten. Thieme, Stuttgart
7. Wurbs D, Classen M (1976) Bedeutung der endoskopisch-retrograden Cholangio-Pankreato-graphie für die Differenzierung der Cholestase. Dtsch Med Wochenschr 101: 291–295

10 Veränderungen an Haut, Mundschleimhaut und Nägeln

10.1 Einleitung

Dem äußeren Erscheinungsbild des Patienten gilt traditionell die besondere ärztliche Aufmerksamkeit. In der Tat sind die Zusammenhänge zwischen Veränderungen an Haut, Mundschleimhaut und Nägeln mit inneren Erkrankungen vielfältig. Dies trifft im besonderen auch für die Gastroenterologie zu. Mit Ausnahme der „Leber-Haut-Zeichen" (Abb. 9.2) spielen jedoch dermatologische Symptome für die gastrointestinale Diagnostik bisher lediglich eine untergeordnete Rolle.
Wenn im folgenden die dermatologischen Zeichen bei gastrointestinalen Erkrankungen abgehandelt werden, so kann es sich wegen der fast unübersehbaren Fülle nur um eine Auswahl handeln. Besonderer Wert wurde dabei auf die Veränderungen an den leicht sichtbaren Regionen – Hände, Gesicht, Mundschleimhaut – gelegt.

10.2 Pathophysiologie

Zwischen der Haut und den gastrointestinalen Organen bestehen in mancher Hinsicht Ähnlichkeiten, aus welchen die Zusammenhänge bei Erkrankungen verständlich werden. So handelt es sich bei beiden Systemen um epitheliale Oberflächen, die mit gefäß- und nervenreichem Bindegewebe verbunden sind und die Drüsen besitzen. Ähnlichkeiten ergeben sich auch bei der embryonalen Entwicklung: z. B. erfolgt die Ausbildung der Drüsen jeweils zwischen der 12. und 16. Woche. Sowohl die Haut als auch die gastrointestinalen Organe haben einen lebhaften Stoffwechsel, der empfindlich auf Mangelerscheinungen reagiert.

Eine Klassifikation der gemeinsamen Erkrankungen läßt sich nach folgenden pathophysiologischen Gesichtspunkten vornehmen:

- Die Hautveränderung ist die sekundäre Folge einer gastrointestinalen Erkrankung.
- Die gastrointestinale Erkrankung ist die sekundäre Folge einer Hauterkrankung.
- Die Haut und die gastrointestinalen Organe werden durch die gleiche Krankheit geschädigt.
- Die Haut und die gastrointestinalen Organe sind von der Erkrankung betroffen, die Beziehung ist jedoch nicht klar.

Für jeden Typ gibt es eine Vielzahl von Beispielen. Der genaue Pathomechanismus wurde bisher nur bei einzelnen Fällen geklärt. Einige Beispiele für die verschiedenen Erkrankungstypen seien im folgenden beschrieben:
Die Folgen der Malabsorption sind *Hautveränderungen, die hier auf eine gastrointestinale Erkrankung zurückgehen.* Bei etwa 10–20% der Patienten mit Sprue beobachtet man eine atrophische Haut mit Pigmentierung, ekzem- und psoriasisartigen Ausschlägen oder Ichthiosis, welche nach der erfolgreichen Therapie der Dünndarmerkrankung durch glutenfreie Diät wieder verschwinden. Als Ursache gilt die Mangelversorgung der Haut mit Nährstoffen, insbesondere mit Zink, Linolsäure, Kalzium, Vitaminen oder Protein.
Bei der dermatogenen Enteropathie entsteht im Rahmen von ausgedehnten *Hautveränderungen eine Malabsorption* des Dünndarms. So wiesen ⅓ aller Patienten mit entzündlichen Dermatosen (Ekzem, Psoriasis) u.a. eine Steatorrhö auf. Nach der erfolgreichen Behandlung der Hauterkrankung normalisierten sich auch die Dünndarmfunktionen [7].
Beispiele für Erkrankungen, welche die *Haut und gastrointestinalen Organe in gleicher Weise befallen* sind die durch einen Autoimmunprozeß erklärbaren Kollagenosen oder die genetisch determinierte Gefäßanomalie des M. Osler.
Unklar sind die Beziehungen zwischen der Hauterkrankung und den Veränderungen der Schleimhäute bei der Dermatitis herpetiformis Duhring oder beim Cronkhite-Canada-Syndrom.

10.3 Klinik

Entsprechend der Vielzahl der Erkrankungen sind auch die Möglichkeiten der Manifestation vielfältig [4]. Zumeist stehen allein Hauterscheinungen oder Störungen von seiten der gastrointestinalen Organe im Vordergrund.

10.3.1 Anamnestische Angaben

Zeitliche Faktoren. Beschwerden, die seit langen Jahren bzw. seit der frühen Kindheit bestehen, sprechen für chronische Entzündungen oder angeborene Störungen. Neu aufgetretene Symptome legen dagegen den Verdacht auf eine akute Entzündung, Intoxikation, Allergie oder ein Neoplasma nahe.

Umgebungserkrankungen. Gleichzeitiges Auftreten der Symptome in der Umgebung des Patienten spricht für eine infektiöse bzw. toxische Ursache oder für einen Erbfaktor.

Begleiterscheinungen. Wichtige gastrointestinale Symptome sind *Durchfälle, Malabsorption, Schluckbeschwerden, Schmerzen, Obstipation* oder *Blutungen.* Eine Zusammenstellung mit in Frage kommenden Hautkrankheiten zeigt folgende Übersicht (zur Bewertung dieser Zeichen vgl. auch die entsprechenden Kapitel).
Eine häufige von der Haut ausgehende Beschwerde ist der *Juckreiz.* Er entsteht wahrscheinlich durch eine unterschwellige Reizung der Schmerzrezeptoren. Ohne primäre Hautveränderungen findet er sich bei cholestatischen Lebererkrankungen, Malignomen (inkl. Lymphogranulomatose), bei Wurmerkrankungen (Oxyuren, Askariden) sowie bei Diabetes mellitus, Gicht, Niereninsuffizienz, M. Basedow. Lokalisierter Juckreiz entsteht am After bei Oxyurenbefall oder Hämorrhoiden. Häufig läßt sich keine Ursache feststellen („psychogener Pruritus").
Das *Zungenbrennen* gilt als Zeichen der perniziösen Anämie (mit chronisch atrophischer Gastritis), des Eisenmangels oder der Pellagra. In der Regel existieren auch Schleimhautveränderungen.

1) Leitsymptom: Durchfall

- Karzinoid
- Peutz-Jeghers-Syndrom
- Cronkhite-Canada-Syndrom
- Pyoderma gangränosum/Colitis ulcerosa
- M. Crohn
- Sprue
- Mastozytose
- Amyloidose
- Pellagra
- Maul- und Klauenseuche

2) Leitsymptom: Malabsorption

- Dermatitis herpetiformis Duhring
- Entzündliche Dermatose (Psoriasis, Ekzem etc.)
- Sprue
- M. Whipple
- Cronkhite-Canada-Syndrom
- Mastozytose
- Amyloidose
- Lymphom
- Acrodermatitis enteropathica

3) Leitsymptom: gastrointestinale Blutung

- Gefäßanomalie (Hämangiome, M. Osler)
- Acanthosis nigricans
- Pyoderma gangränosum (Colitis ulcerosa)
- Kaposi-Sarkom
- Polyposen
- Pseudoxanthoma elasticum
- Ehlers-Danlos-Syndrom
- Karzinoid
- Maligne atrophische Papulose (Degos)

4) Leitsymptom: Schluckbeschwerden

- Epidermolysis bullosa
- Sklerodermie und andere Kollagenosen
- Stevens-Johnson-Syndrom
- Behçet-Syndrom
- Pemphigus

5) Leitsymptom: Bauchschmerzen

- Herpes zoster
- Porphyrie (verschiedene Formen)
- M. Fabry
- Polyposen
- Colitis ulcerosa/M. Crohn
- Peptische Ulzera bei Mastozytose

6) Leitsymptom: Obstipation

- Hypothyreose
- Polyposen

10.3.2 Untersuchungsbefunde

Um dem dermatologisch wenig Geschulten das Verständnis zu erleichtern, erfolgt die Darstellung ausführlich und in systematisierter Form [3].

Hautveränderungen

Pigmentanomalien

Die Hautfarbe resultiert aus dem Grad der Durchblutung sowie dem Pigmentgehalt. Unter physiologischen Bedingungen wird durch Melanin die braune Färbung erzeugt. Eine *vermehrte Pigmentierung* durch Melanin entsteht infolge Mangelernährung bei Malabsorption, Tumorkachexie, Pellagra, M. Whipple, Cronkhite-Canada-Syndrom. Die Regulation des Melaningehaltes der Haut geschieht durch Hormone, insbesondere durch das melanozytenstimulierende Hormon (MSH) und die Nebennierenrindenhormone. So beobachtet man als Folge einer Nebenniereninsuffizienz eine vermehrte Pigmentierung durch erhöhte Ausschüttung von MSH. Betroffen wird die gesamte Haut; in der Initialphase erkennt man die Erkrankung an der Braunfärbung der Handlinien. Ursachen sind Tbc, Amyloidose, Ruhr, Sepsis, Metastasen, Blutungen.

Bei der *Hämochromatose,* einer Eisenstoffwechselstörung, kommt es neben Leberzirrhose und Diabetes zu einer Braunfärbung der Haut (Bronzediabetes). Die Pigmentierung entsteht hier durch die vermehrte Einlagerung von Melanin und teilweise von Hämosiderin, was an einer gräulichen Tönung erkannt wird. Die Kennzeichen der biliären Zirrhosen sind Pigmentierung, Xanthome und Juckreiz.

Aufschlußreich ist manchmal die Verteilung der Braunfärbung: Bei der *Pellagra* entsteht sie an den belichteten Stellen – Handrücken, Gesicht, Hals („Casal-Band") etc. (vgl. Abb. 10.8). Zirrhosen gehen mit einer Braunfärbung der Stirn, der periokularen Region, der Wangen und des Mundes einher („Chloasma hepaticum").

Umschriebene Pigmentierungen finden sich als *Acanthosis nigricans* in hellbrauner bis schwarzbrauner Tönung im Bereich der Achseln, am Nacken, in der Inguinalgegend, den Innenseiten der Oberschenkel, perigenital, perianal, im Hypogastrium sowie an den Mamillen (Abb. 10.4). Hinzu kommt eine Hyperkeratose vorzugsweise an Handtellern und Fußsohlen. Beim Erwachsenen gilt das Auftreten

dieser Hauterscheinungen als paraneoplastisches Zeichen von bösartigen, in erster Linie im Bauchraum gelegenen Tumoren, davon etwa ⅔ Magenneoplasmen; selten ist hierbei eine Pigmentierung der Lippen, Mundschleimhaut oder Speiseröhre [6].
Hell- bis dunkelbraune Flecken an Lippen, Mundschleimhaut, evtl. auch an Augenlidern, Fingerspitzen und Fußsohlen kennzeichnen das hereditäre *Peutz-Jeghers-Syndrom*. Man findet bei diesen Patienten im Gastrointestinaltrakt zahlreiche Polypen (Hamartome). Ähnliches gilt auch für die Recklinghausen-Neurofibromatose; hier bestehen neben subkutanen Knoten (Neurofibromen) milchkaffeefarbene Flecken sowie bisweilen Neurofibrome im Gastrointestinaltrakt.

Blutgefäßveränderungen
Ektasien der Gefäße zeigen sich durch die rote Farbe der Erythrozyten. Bei der Kompression verschwindet die Rötung, was die Unterscheidung zum Hämatom bzw. Infiltrat ermöglicht.

Gefäßspinnen bestehen aus einem zentral gelegenen, evtl. gering prominierenden pulsierendem Blutgefäß, von dem feine Ästchen nach peripher laufen (Abb. 10.17). Manchmal fehlt auch das zentrale Blutgefäß („Geldscheinhaut“). Man findet diese Zeichen vorzugsweise an der oberen Körperhälfte bei fortgeschrittenen Lebererkrankungen (Zirrhose, chronische Hapatitis, Metastasenleber). Gefäßspinnen treten ohne besondere pathologische Bedeutung auch während der Schwangerschaft sowie bei Kindern und Adoleszenten auf.

Teleangiektasien finden sich am Nagelfalz bei Sklerodermie, Dermatomyositis oder Erythematodes. Sie erscheinen entweder hellrot oder blauschwarz als Folge von Thrombosierung. Beim hereditären M. Osler existieren umschriebene Gefäßerweiterungen an den Lippen, der Mund- und Nasenschleimhaut, an den Handinnenflächen und Fußsohlen, unter den Nägeln sowie an den gastrointestinalen Schleimhäuten (Abb. 10.2). Dort können sie der Anlaß zu schweren Blutungen sein. Die Läsionen erscheinen evtl. erhaben und sind unregelmäßig begrenzt. Die Farbe ist dunkel- bis rubinrot; bei starker Anämie können sie übersehen werden und entgehen evtl. der Diagnostik.

Feine Teleangiektasien, welche diskrete porzellanweiße, runde Flecken umgeben, kennzeichnen die *maligne atrophische Papulose (Degos).* Wenn die Läsionen an den gastrointestinalen Schleimhäuten auftreten, können sie die Quelle von Blutungen werden.

Hämangiome existieren sowohl an der Haut als auch an den gastrointestinalen Schleimhäuten. Bei unklaren abdominellen Blutungen sollte deshalb auf Hauthämangiome geachtet werden, obgleich ein gemeinsames Vorkommen vergleichsweise selten beobachtet wird.
Anfallsweise Erweiterung der Kapillaren, vorzugsweise im Gesicht („Flush"), verbunden mit Hitzewallungen und Diarrhö sind Zeichen des *Karzinoids.*
Bei häufigem Auftreten kommt es zu bleibenden Teleangiektasien sowie als Folge der gesteigerten Serotoninsynthese zu einem Mangel an Nikotinsäureamid und ggf. Pellagra.
Schwere Verläufe von akuter Pankreatitis manifestieren sich selten als netzartige, *bläulich-livide Marmorierung* in der Umgebung des Nabels (Gitterzyanose) oder als *flächenhafte zyanotische Verfärbung* der Bauchhaut (Cullen-Phänomen).
Unklare rezidivierende, wandernde oberflächliche *Thrombophlebitiden* sowie tiefe *Venenthrombosen* sind häufige Frühzeichen eines Neoplasmas, insbesondere im Bereich von Pankreaskorpus oder -schwanz. Andere Lokalisationen sind Magen, Gallenblase, Kolon, Uterus, Ovar oder Lungen.
Eine Erweiterung der Bauchhautvenen (Caput medusae) findet sich vergleichsweise selten als Zeichen des Umgehungskreislaufs bei intrahepatischem Block (Abb. 10.18). Voraussetzung ist die erhaltene Durchgängigkeit der Nabelvene. Dies ist auch der Grund, warum bei prähepatischem Block infolge Pfortader- oder Milzvenenthrombose ein Caput medusae nicht beobachtet wird.

Hämatome entstehen als Folge des Mangels von Gerinnungsfaktoren bei der Malabsorption von Fetten (Vitamin K) oder bei schweren Lebererkrankungen.

Erytheme
Flächenhafte Rötungen der Handinnenflächen und der Sohlen (Pulmar- bzw. Plantarerythem) sind Zeichen der Zirrhose (Abb. 10.17).

Ein ähnlicher Befund kann bisweilen bei Gravidität oder Hyperglobulinämie erhoben werden.
Eine Rötung des Gesichts findet man bei akuter Pankreatitis sowie bei juvenilem Diabetes. Kollagenosen führen zu weinroten bis lilafarbenen bzw. lividen Verfärbungen (Erythematodes bzw. Sklerodermie).
Durch ein Defizit an Vitamin B_2 (Riboflavin) kommt es zu schuppenden Erythemen an Nasolabialfalten und Skrotalhaut bzw. Vulva. Die Lippen schwellen an und erscheinen stärker gerötet. Außerdem beobachtet man transversal angeordnete Mundwinkelrhagaden. Die Erkrankung wird im Rahmen einer Malabsorption beobachtet.

Blasige Veränderungen
Eine seltene hereditäre Erkrankung ist die *Epidermolysis bullosa* (Abb. 10.13). Durch geringe Traumen entstehen an der Haut und den Schleimhäuten große Blasen. Diese können sich infizieren, ulzerieren und schließlich unter Narbenbildung abheilen. Prädilektionsstellen sind die Extremitäten und die Speiseröhre. Bei Auftreten im Ösophagus klagen die Patienten über Dysphagie (vgl. Kap. 6).
Pfefferkorngroße Blasen, vorwiegend an der Mundschleimhaut, seltener an den Fingern, Zehen und Sohlen, sowie eine akute Gastroenteritis, evtl. mit Orchitis und Enzephalitis, kennzeichnen eine Infektion mit dem Erreger der *Maul- und Klauenseuche*.
Blasen bis zu Walnußgröße mit hämorrhagischem Inhalt finden sich bei der *Porphyria cutanea tarda* (Abb. 10.16). Sie entstehen an den belichteten Stellen, d.h. an Handrücken, Gesicht, Nacken und heilen unter Pigmentation und oberflächlicher Narbenbildung. Weitere Symptome sind eine vorwiegend periokulär lokalisierte Hypertrichose, Purpura sowie eine Hautatrophie an den Akren. Bei der internistischen Untersuchung fällt in der Regel eine Lebervergrößerung als Folge einer Fettleber, Leberfibrose bzw. chronischen Hepatitis auf. Kennzeichnend ist dabei eine Hämosiderose. Betroffen werden vorwiegend Männer im Alter von 30–70 Jahren. Durch die vermehrte Ausscheidung verschiedener Porphyrine erhält der Urin eine burgunder- bis braunrote Farbe.
Bei der *Dermatitis herpetiformis Duhring* entwickeln sich meist auf einer erythematös oder urtikariell veränderten Haut juckende Blasen mit klarem bzw. purulentem Inhalt bis zur Kirschgröße (Abb. 10.7).

Sie heilen unter Narbenbildung bzw. Pigmentierung ab. Die häufigste Lokalisation betrifft Ellbogen, Knie und Gesäß. Etwa ⅔ der Patienten weisen auch eine Schleimhautatrophie des Dünndarms mit Zeichen der Malabsorption auf.
Im Bereich von 1–3 Segmenten der Hirn- bzw. Rückenmarknerven findet man beim *Herpes zoster* initial stecknadelkopfgroße Bläschen, die von Rötung und Schwellung umgeben sind. Sie entwickeln sich zu Pusteln und trocknen ein; unter den Krusten sind kleine Erosionen nachweisbar. Quälend sind die *„projizierten" Schmerzen* (vgl. Kap. 1) die ggf. am Bauch differentialdiagnostische Schwierigkeiten bereiten. Von Interesse ist auch der mögliche Befall sakraler Nervenäste, wodurch anale Schmerzen und Obstipation entstehen können [5].

Knotige Veränderungen und Infiltrate
Kleine gruppenweise angeordnete, anfangs mehr violette, später mehr elfenbeinfarbene flache Knötchen, vorzugsweise an den seitlichen Halspartien, finden sich beim hereditären *Pseudoxanthoma elasticum* (Groenblad-Strandberg-Syndrom). Als Folge eines pathologischen Bindegewebsaufbaus, insbesondere auch der Gefäße, resultiert eine *Blutungsneigung* in Gastrointestinaltrakt, Augenhintergrund, Uterus, Harnwege sowie Subarachnoidalraum. Kennzeichnend sind Gefäßverkalkungen, die sich im Röntgenbild darstellen sowie – seltener – bräunliche Streifen am Augenhintergrund.
Beim *Vitamin-A-Mangel* beobachtet man multiple, follikulär gebundene, schiefergraue oder mehr rötliche stecknadelkopfgroße Knötchen, vorzugsweise an der Jochbeingegend und den Oberarmen. Weitere Zeichen sind u.a. eine verstärkte Pigmentierung der gesamten Haut. Die Haut und die Schleimhäute sind trocken. Zu einem Vitamin-A-Mangel kann es im Rahmen einer Fettmalassimilation kommen.
Großknotige oder plattenförmige, hell- bis blaurote, kirsch- bis walnußgroße schmerzhafte Infiltrate vorwiegend an den Streckseiten der Unterschenkel bezeichnet man als *Erythema nodosum* (Abb. 10.5). Es entwickelt sich innerhalb weniger Tage als unspezifische Reaktion im Rahmen der *Colitis ulcerosa* und des *M. Crohn,* des M. Boeck, von verschiedenen Infektionen und Medikamentenunverträglichkeiten. Ähnlichkeiten bestehen mit der Pannikulitis, einer

Entzündung des Unterhautfettgewebes, welche unter Dellenbildung abheilt (Abb. 10.15).

Metastasen imponieren als bläulich durch die Haut schimmernde, halbkugelig über das Hautniveau sich erhebende, derbe schmerzlose Knoten. Die häufigste Lokalisation bei gastrointestinalen Primärtumoren, insbesondere dem Magenkarzinom, ist die paraumbilikale Region.
Gelbe Knoten an Ellbogen, Knien, Fersen, Fingergrundgelenken und Sehnen *(Xanthome)* entstehen durch die Einlagerung von Cholesterin infolge Hypercholesterinämie, insbesondere auch bei biliären Zirrhosen (Abb. 10.19).
Dunkelblaue bis violette Flecken, Papeln oder Knoten, vorzugsweise an den Füßen, kennzeichnen das *Kaposi-Sarkom* (Abb. 10.1). Ähnliche Veränderungen finden sich an den inneren Organen, insbesondere des Gastrointestinaltrakts. Dort können sie auch primär auftreten sowie der Grund für *Blutungen* sein.
Besonderes Interesse hat diese lymphoretikuläre Erkrankung wegen des gehäuften Befalls beim erworbenen Immundefektsyndrom (AIDS) gefunden.

Ulzerationen. Flächenhaft sich ausbreitende, schmerzhafte Geschwüre (Pyoderma gangraenosum) sind eine vergleichsweise seltene Komplikation der Colitis ulcerosa (Abb. 10.6). Der Ursprungsort ist in der Regel ein entzündeter Haarfollikel. Das Exsudat enthält wenige polymorphkernige Granulozyten; in der bakteriologischen Kultur ist es steril. Der Verlauf ist mit der Aktivität der Kolitis korreliert. Während der Remission beobachtet man auch eine Besserung bzw. Abheilung.
Einrisse an den Mundwinkeln *(Rhagaden, Perlèche)* sind die Zeichen eines Eisen-, Vitamin B_2-, Nikotinsäureamidmangels, einer Kandidose oder einer Lues II (Abb. 10.9).

Sklerodermie

Kennzeichen sind eine Anschwellung, Verdickung sowie straffe Atrophie der Haut. Sie erscheint angespannt, glänzend, von derber Konsistenz und auf der Unterlage nicht verschieblich. Betroffen werden die Extremitäten, das Gesicht, welches maskenartig starr wirkt, und der Rumpf. Weitere Zeichen sind u.a. Pigmentveränderungen (Abb. 10.12) sowie ein Raynaud-Syndrom. Die Gefäß- und Bindegewebsveränderungen können sich in ähnlicher Weise an den inneren Organen abspielen, insbesondere auch an Speiseröhre (Häufigkeit 80%), Magen und Darm. Hautveränderungen sind nicht immer vorhanden.

Mundschleimhautveränderungen

Traditionell findet die *Zunge* als „Spiegel" gastrointestinaler Erkrankungen besondere Aufmerksamkeit. Die Bedeutung der Zungeninspektion ist jedoch überschätzt worden, insbesondere ist der diagnostische Wert eines weißen Belags, unregelmäßiger Beläge („Lingua geographica"), eines schwarzen Belags („schwarze Haarzunge") oder einer starken Zerklüftung der Oberfläche („Lingua scrotalis", vgl. Abb. 10.14) gering [2].

Eine *Vergrößerung* der Zunge findet sich bei der Amyloidose, die bei intestinalem Befall mit Durchfällen einhergeht, sowie – selten – beim Myxödem, das ggf. von Obstipation begleitet wird.

Ein wichtiges Kriterium ist die *Farbe der Zunge und die Oberflächenstruktur.* Eine Rötung, in der Regel in Kombination mit Atrophie der Papillen, entsteht bei Leberkrankheiten („Lackzunge"). Ähnlich ist der Befund der Hunter-Glossitis, die im Rahmen der perniziösen Anämie bzw. chronisch-atrophischer Gastritis beobachtet wird, sowie des Eisenmangels, die mit ösophagealen Symptomen (Dysphagie, Odynophagie, Bildung von „webs") einhergehen kann. Rötung und Atrophie kennzeichnet auch die Veränderung durch Mangel an Nikotinsäureamid (Pellagra), die im übrigen auch die Haut und die intestinalen Schleimhäute betrifft. Eine rote, leicht lädierbare Schleimhaut unter einem dicken, abstreifbaren weißen Belag entsteht durch eine Infektion mit Candida albicans (Abb. 10.14). Befallen werden ggf. neben der Zunge u.a. Rachen, Gaumen sowie Speiseröhre und Gastrointestinaltrakt.

Trockenheit der Zunge und der übrigen Mundschleimhaut ist ein empfindliches Zeichen des *Flüssigkeitsverlusts,* wie er beispielsweise im Rahmen der akuten Diarrhö auftreten kann. Sie findet sich auch im Rahmen des *Sjögren-Syndroms,* einer Systemerkrankung mit Keratoconjunctivitis sicca, Lippenfissuren und Schwellung der Speicheldrüsen. Begleiterkrankungen sind primär biliäre Zirrhose, Sklerodermie, Lymphom oder Erythematodes. Die Diagnose kann anhand einer Lippenbiopsie erfolgen.

Ulzerationen der Mundschleimhaut werden im Rahmen der Colitis ulcerosa (8%) und des M. Crohn beobachtet. Weitere Ursachen sind die Tbc und die Lues III. Da aphthöse Stomatitiden überaus häufig sind, können die diagnostischen Hinweiszeichen leicht übersehen werden.
Die Bedeutung oraler Hämangiome beim M. Osler bzw. von Flecken beim Peutz-Jeghers-Syndrom wurde bereits erwähnt (s. S. 154).

Nagelveränderungen [1]

Formänderungen
Die Nagelplatte wird aus 3 Schichten gebildet. Pathologische Krümmungen entstehen durch eine fehlerhafte Synchronisation des Wachstums. Bei einer konkaven Form spricht man vom *Löffelnagel* (Abb. 10.11). Eine konvexe Form erhält der Nagel durch die Krümmung in der Längsachse (Uhrglasnagel, Trommelschlegelfinger). Hier spielt pathogenetisch offenbar eine Bindegewebsreaktion im Bereich des Nagelbetts eine Rolle. Die Ursachen sind – neben kongenitalen Anlageanomalien – Ernährungsstörungen und endokrine Erkrankungen.
Zeitweilige Ernährungs- oder Stoffwechselstörungen können zu einer querlaufenden Einsenkung der Nagelplatte ohne Substanzdefekt *(Beau-Querfurche)* führen. Aus dem Abstand zur Lunula läßt sich der Zeitpunkt der Erkrankung abschätzen indem man ein mittleres tägliches Wachstum nach distal von 0,12 mm zugrunde legt.

Farbänderungen
Eine Weißfärbung der Nägel wird als Folge einer Störung im Nagelbett bei Leberzirrhose und chronischen Darmentzündungen beobachtet (*Milchglasnägel,* vgl. Abb. 10.6). Nebelweiße Querbänder *(Mees-Bänder)* entstehen durch entzündliche oder toxische Einflüsse, beispielsweise Arsenvergiftung sowie bei der Pellagra. Sie verschieben sich mit der Nagelplatte nach distal und können für die Bestimmung des Erkrankungszeitpunkts herangezogen werden (s. oben). Weiße Querstreifen, welche nicht mit der Nagelplatte distalwärts wandern, werden bei chronischer Hypalbuminämie gesehen.

Nach Normalisierung des Albuminspiegels sollen sie sich zurückbilden.
Eine *Gelbfärbung* der Nägel wird bei länger bestehender Gelbsucht beobachtet.
Eine *Schwarzfärbung* der Nagelplatte bildet sich ähnlich wie bei der Haut durch die Einlagerung von Melanin. Im Rahmen der Hämosiderose entsteht sie wahrscheinlich auch durch die Einlagerung von Hämosiderin.

Nagelhämatome bilden sich als Folge von Traumen oder Koagulopathien in der Matrix. Im Gegensatz dazu sind *Splitterblutungen* in den Papillen des Nagelbetts lokalisiert. Ursachen sind die Trichinose, der Hypoparathyreoidismus, das Magenkarzinom (Abb. 10.3), die Psoriasis sowie der M. Osler.
Über eine *Azurfärbung der Lunula* wurde beim M. Wilson berichtet. Ähnliche Farbänderungen resultieren auch bei der Phenolphthaleinvergiftung oder bei der Argyrose.

*10.3.3 Aufnahmen von Haut-, Schleimhaut- und Nagelveränderungen, die mit gastrointestinalen Erkrankungen einhergehen**

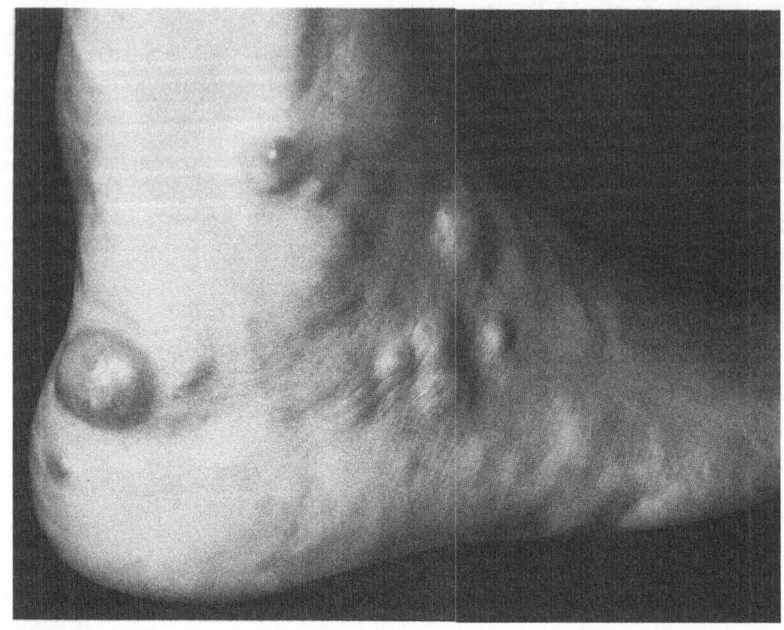

Abb. 10.1. *Kaposi-Sarkom.* Dunkelblaue bis violette Flecken, Papeln oder Knoten. Befallen werden die Haut, vorzugsweise an den Füßen, sowie die inneren Organe. Eine häufige Lokalisation dieser lymphoretikulären Erkrankung ist der Gastrointestinaltrakt. Dort kann sie der Grund für schwer beherrschbare *Blutungen* sein. Ein Kaposi-Sarkom findet sich gehäuft beim erworbenen Immundefektsyndrom („aquired immune deficiency syndrome", AIDS)

* Abbildungsnachweise
Bildarchiv der Dermatologischen Klinik und Poliklinik der Technischen Universität München (Direktor: Prof. Dr. med. Dr. phil. S. Borelli): 10.1, 10.2 oben, 10.6 oben, 10.7, 10.8 oben, 10.9, 10.13, 10.14, 10.15, 10.16; Prof. Dr. R. Pfister, Freiburg: 10.3, 10.6 unten, 10.8 unten, 10.11, 10.12; Dr. H. J. Vogt, Oberarzt der Dermatologischen Klinik und Poliklinik der Technischen Universität München: 10.5; Prof. Dr. med. U. Ritter, Lübeck: 10.4.

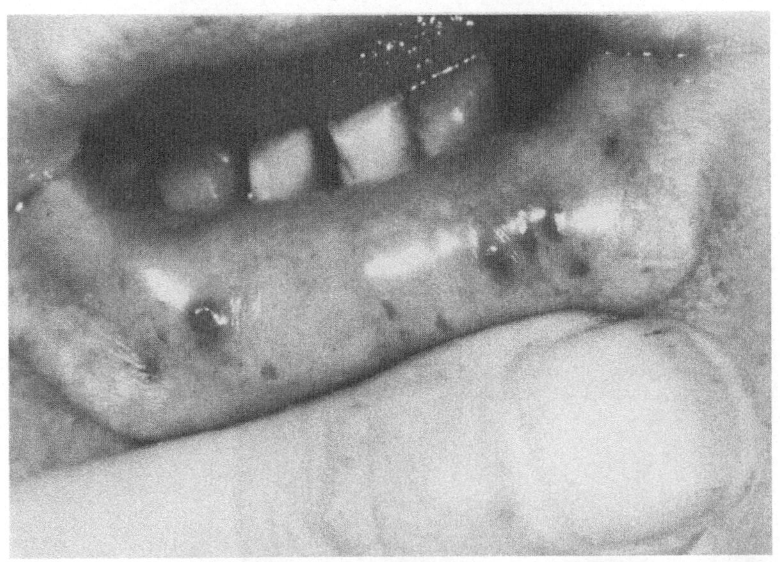

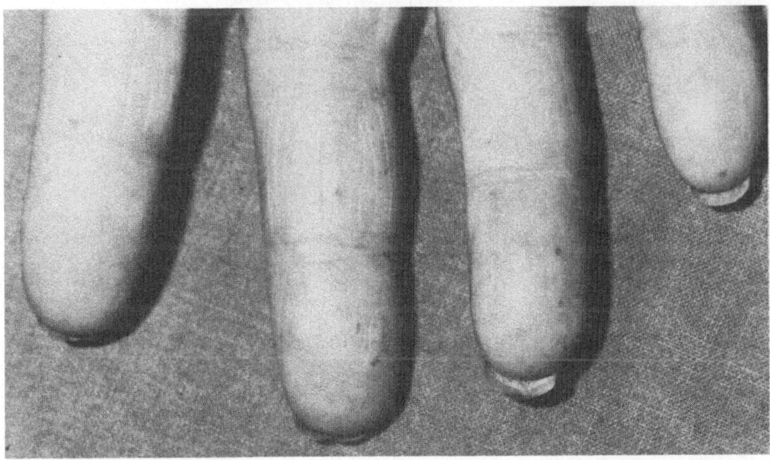

Abb. 10.2. *Morbus Osler.* Teleangiektasien an Handinnenflächen *(unten)*, Lippen, Mundschleimhaut, unter den Nägeln *(oben)* sowie an Fußsohlen. Die dunkel- bis rubinroten, unregelmäßig begrenzten, evtl. leicht erhabenen Gefäßerweiterungen finden sich auch an der Schleimhaut des Gastrointestinaltrakts und der Nase. Dort können sie Anlaß zu *Blutungen* sein. Bei starker Anämie entgehen sie evtl. der Diagnostik

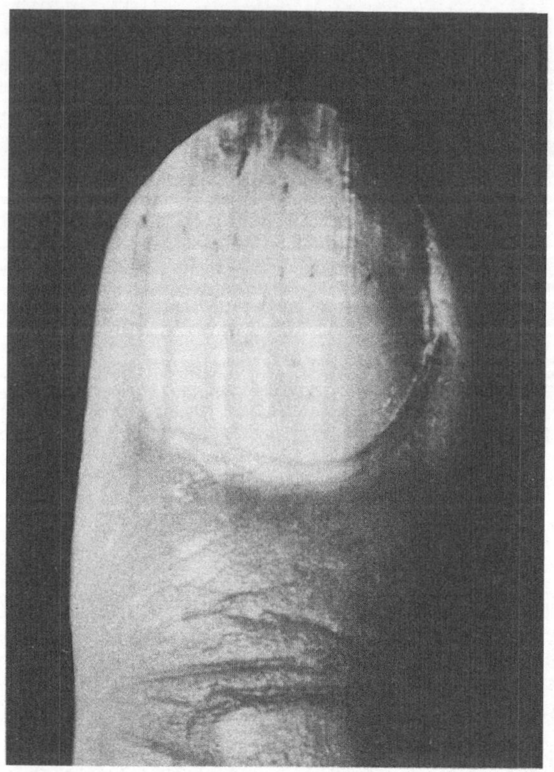

Abb. 10.3. *Splitterblutungen im Nagelbett.* Die Ursache war bei diesem Patienten ein *Magenkarzinom.* Ähnliche Veränderungen finden sich auch beim M. Osler (Abb. 10.2), der Trichinose, dem Hypoparathyreoidismus sowie der Psoriasis.
Die Pathogenese der Splitterblutungen ist nicht geklärt

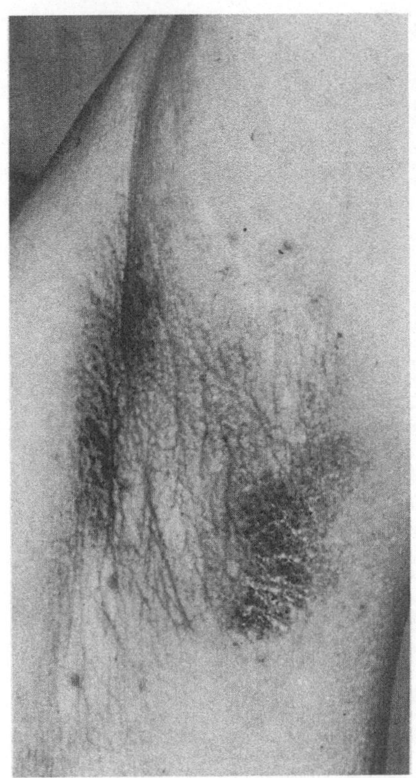

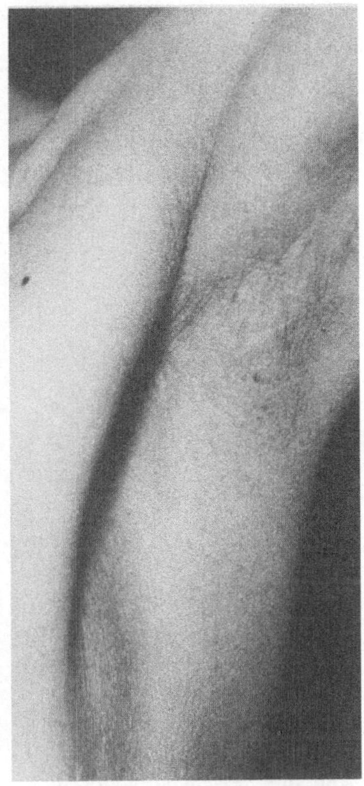

Abb. 10.4. *Acanthosis nigricans* (nach [6]). Umschriebene hellbraune bis dunkelbraune Pigmentierungen im Bereich der Achseln *(links)*, der Innenseiten der Oberschenkel, des Nackens, der Mamillen, des Hypogastriums sowie perianal und perigenital; an Handtellern und Fußsohlen Hyperkeratose. Die *Ursache beim Erwachsenen sind bösartige Geschwülste im Bauchraum*, u. a. des Magens, wie bei dem vorliegenden Fall. Nach Entfernung des Tumors bildeten sich die Hautveränderungen zurück *(rechts)*. Die Pathogenese dieses paraneoplastischen Symptoms ist unklar.

Metastasen von gastrointestinalen Geschwülsten finden sich vorzugsweise als bläulich durch die Haut schimmernde, schmerzlose Knoten in der Nabelgegend

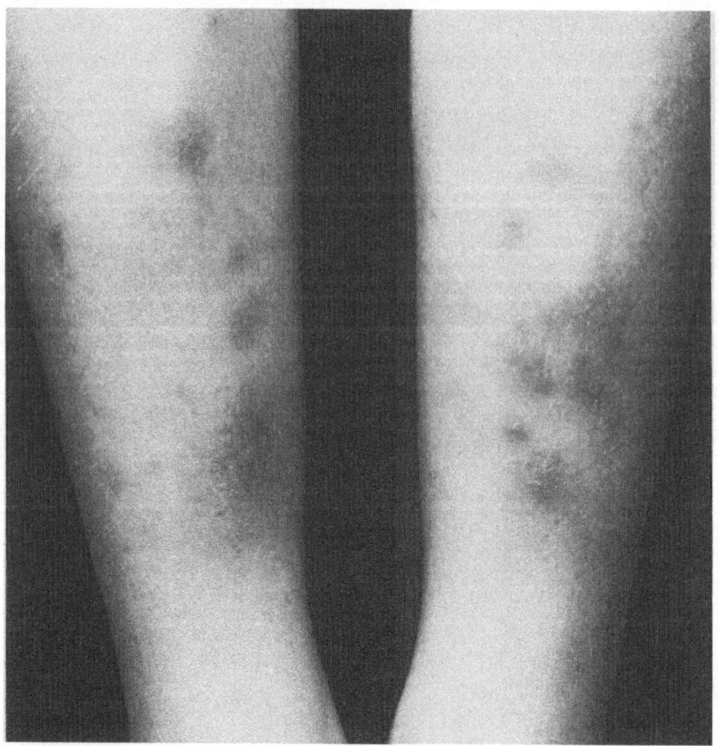

Abb. 10.5. *Erythema nodosum*. Knotige oder plattenförmige, hell- bis blaurote, schmerzhafte Infiltrate, vorzugsweise an den Streckseiten der Unterschenkel. Das Erythem entwickelt sich als Symptom bei der *Colitis ulcerosa* (3% der Fälle) und beim *M. Crohn* (15% der Fälle mit Kolitis, 8% der Fälle mit Ileokolitis). Weitere Ursachen dieses unspezifischen Zeichens sind Infektionen (Streptokokken, Tbc, Psittakose etc.), M. Boeck sowie Medikamente (Antibiotika, Barbiturate)

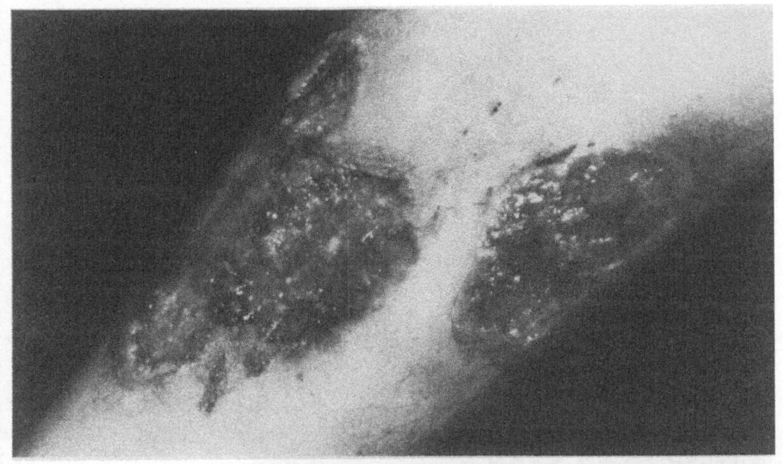

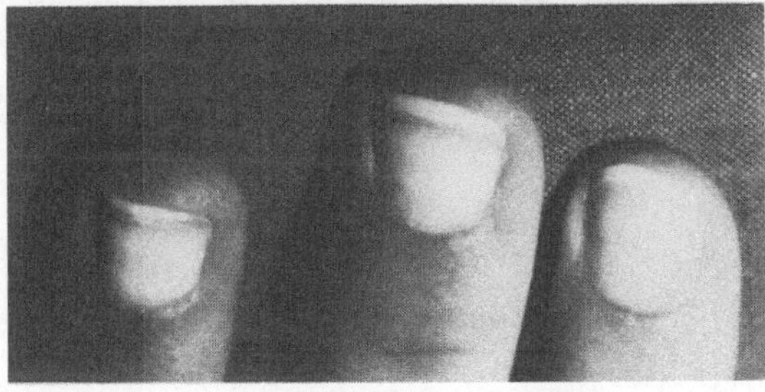

Abb. 10.6. *Pyoderma gangraenosum* am Unterschenkel *(oben)* und *Milchglasnägel (unten)* bei *Colitis ulcerosa*. Flächenhaft sich ausbreitende, in der bakteriologischen Kultur sterile Geschwüre sind bei 1–4% der Fälle beobachtet worden. Der Ursprungsort ist in der Regel ein entzündeter Haarfollikel. Der Verlauf ist von der Aktivität der Kolitis abhängig. – Ulzerationen finden sich bisweilen auch an der Mundschleimhaut („Stomatitis aphthosa").
Die Weißfärbung geht auf eine Störung im Nagelbett zurück. Sie tritt auch bei Zirrhosen auf. Die Ursache ist unklar. Eine weitere mögliche Komplikation ist die *Uveitis*.
Beim *M. Crohn* werden ähnliche Veränderungen beobachtet. Hinzu kommen Fisteln. Exantheme sind bei den chronischen Darmentzündungen ungewöhnlich; ggf. handelt es sich um Arzneimittelreaktionen

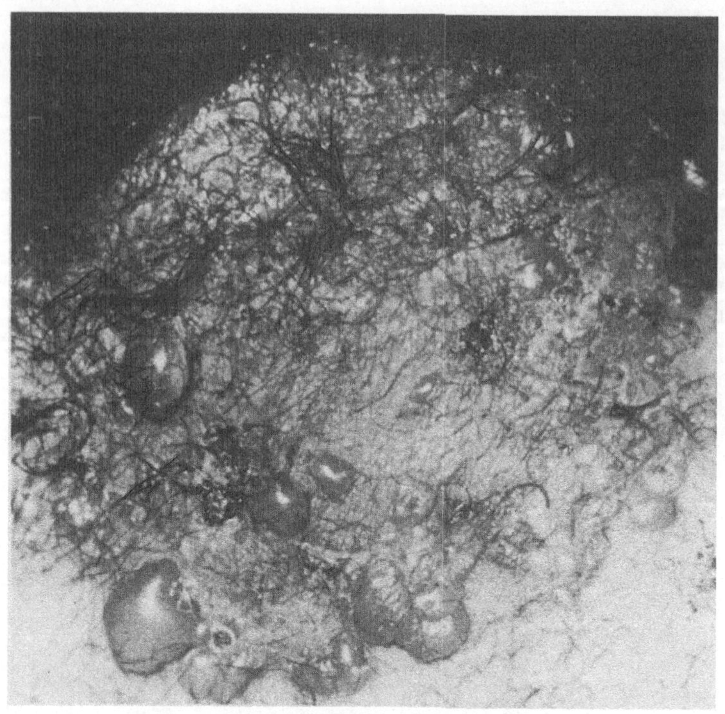

Abb. 10.7. *Dermatitis herpetiformis Duhring*. Am Anfang stehen juckende, bis kirschgroße Blasen mit klarem oder purulentem Inhalt. Wegen des Juckreizes werden sie aufgekratzt. Man findet deshalb auch geplatzte Blasen bei einer erythematös oder urtikariell veränderten Haut, welche unter Narbenbildung bzw. Pigmentierung abheilen.

Häufige Lokalisationen sind Ellbogen, Knie und Gesäß. Gleichzeitig besteht bei ⅔ der Patienten eine *Atrophie der Dünndarmschleimhaut*. Obwohl sich durch verschiedene Tests eine Malabsorption nachweisen läßt, sind Beschwerden von seiten des Gastrointestinaltrakts (Gewichtsabnahme, Durchfall) gering. Durch eine glutenfreie Ernährung werden die meisten Patienten symptomfrei. Die Beziehung zur glutensensitiven Sprue ist unklar.

Ausgedehnte entzündliche Dermatosen (Ekzem, Psoriasis) gehen ebenfalls mit einer geringgradigen Malabsorption einher. Die Dünndarmschleimhaut ist jedoch nicht in morphologisch faßbarer Weise verändert

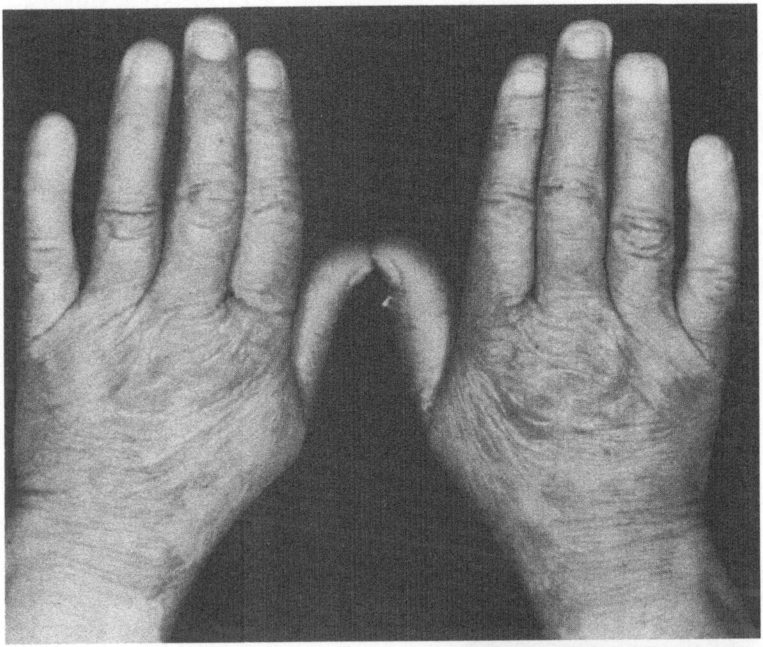

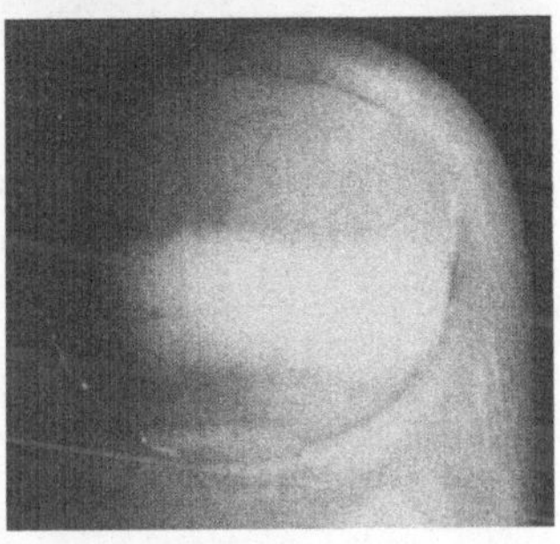

Abb. 10.8. *Pellagra.* Symmetrisch angeordnete mahagonibraune bis lividrote Erytheme, evtl. mit Blasenbildung an den belichteten Stellen [Gesicht, Hals, Nacken, Vorderarme, Handrücken (s. *oben*), Finger]. Rückbildung mit mehlstaubartiger Schuppung. An den Nägeln entwickeln sich gelegentlich weiße Querstreifen, die mit dem Nagel peripherwärts wandern *(unten).* Nikotinsäureamidmangel führt bei über 50% der Fälle zu Schleimhautveränderungen mit *Durchfällen, Erbrechen, Stomatitis* evtl. auch *Aphthen* und *Mundwinkelrhagaden.*

In den westlich zivilisierten Ländern wird das Vollbild der Pellagra selten gesehen. Es kann jedoch für einen Teil der Symptome bei Mangelernährung (Alkoholismus, Malassimilationssyndrome, Kachexie) verantwortlich sein

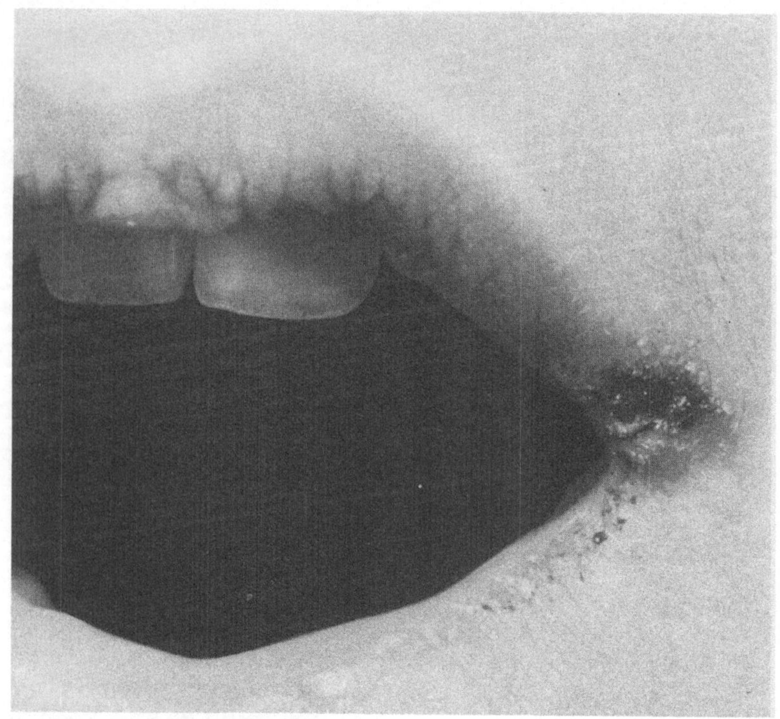

Abb. 10.9. *Mundwinkelrhagade.* Einzelne oder multiple Einrisse an den Mundwinkeln, evtl. mit entzündlicher Reaktion. Die Grunderkrankung war hier ein *Malabsorptionssyndrom,* bei dem in 10–20% Hautveränderungen beobachtet werden. Die Ursache ist die Fehlernährung mit Vitaminen, Zink, Eisen, Protein etc. Je nach der Mangelsituation bestehen Pigmentierungen, feine Schuppung, Ichthiosis, Stomatitis mit Atrophie der Zungenpapillen, Mundwinkelrhagaden bzw. ekzemartige oder psoriasisähnliche Ausschläge. Oft sind die Veränderungen diskret und werden übersehen

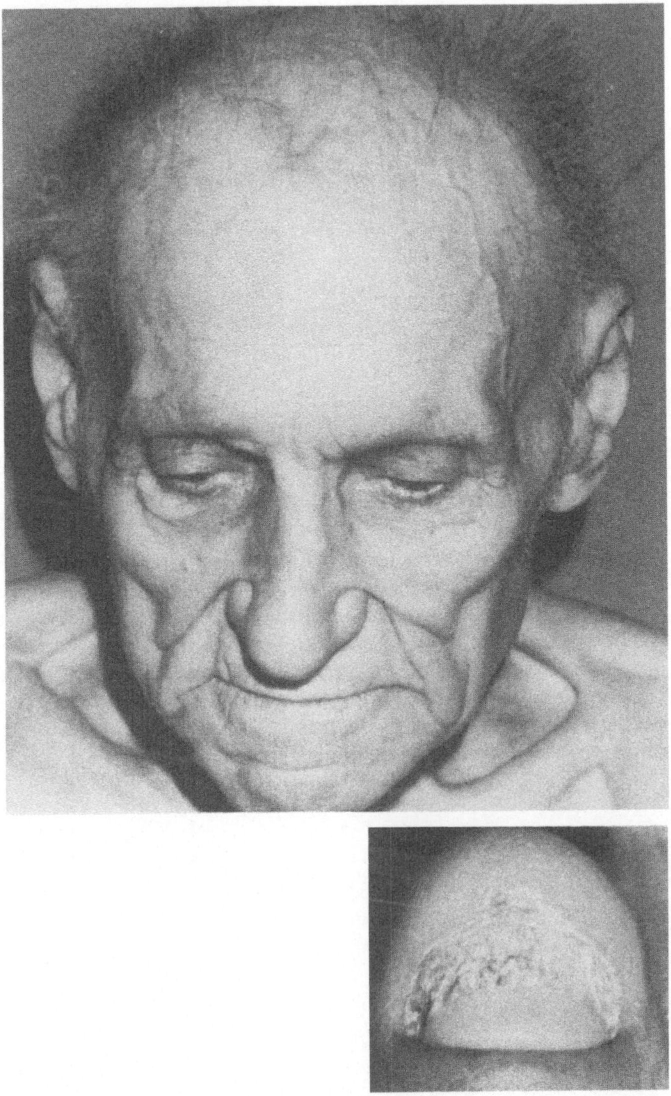

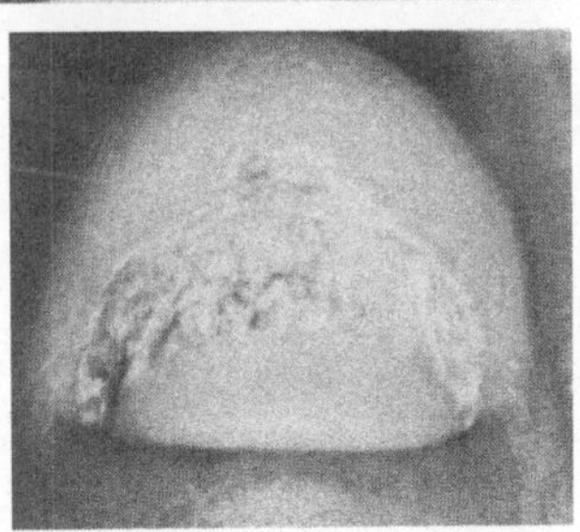

Abb. 10.10. *Diffuse Alopezie (oben links)* und *Nageldystrophie (unten)* bei *Cronkhite-Canada-Syndrom.* Weitere Zeichen dieses foudroyant und meistens letal verlaufenden Krankheitsbildes sind Hautpigmentierungen und schwer beherrschbare *Durchfälle.* Im Gastrointestinaltrakt findet man eine diffuse, entzündliche Polypose. Die Hautveränderungen werden auf die Malabsorption zurückgeführt. Die Ursache der Erkrankung ist ungeklärt

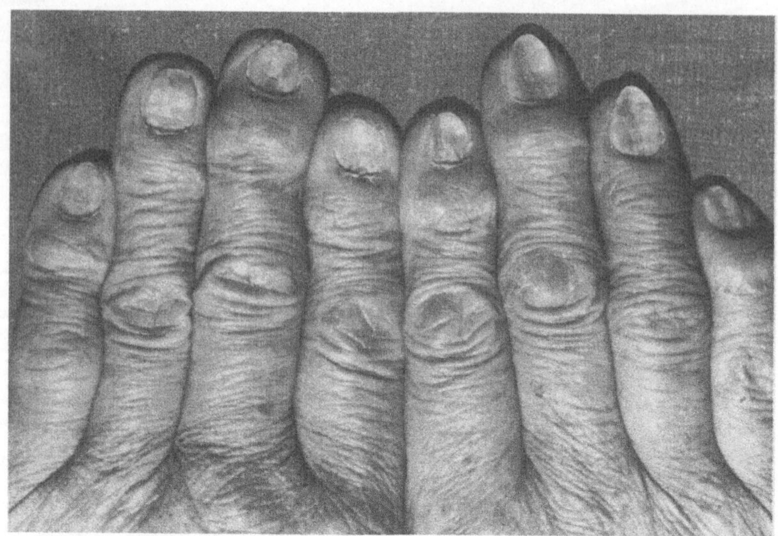

Abb. 10.11. *Löffelnägel.* Konkave Krümmung der Nagelplatte. Formänderungen des Nagels entstehen durch eine fehlerhafte Synchronisation der 3 Wachstumszonen. Ursachen sind Ernährungs- bzw. Stoffwechselstörungen, z. B. Vitamin-B_2-Mangel, Pellagra, Eisenmangel, hypochrome Anämie, Sprue, M. Basedow, M. Cushing. Die bei dem vorliegenden Fall gleichzeitig bestehende feine Weißfleckung der Nagelplatte *(Leukonychie)* hat keinen besonderen Krankheitswert. Sie entsteht meistens durch Mikrotraumen bzw. durch eine ungeschickte Nagelpflege

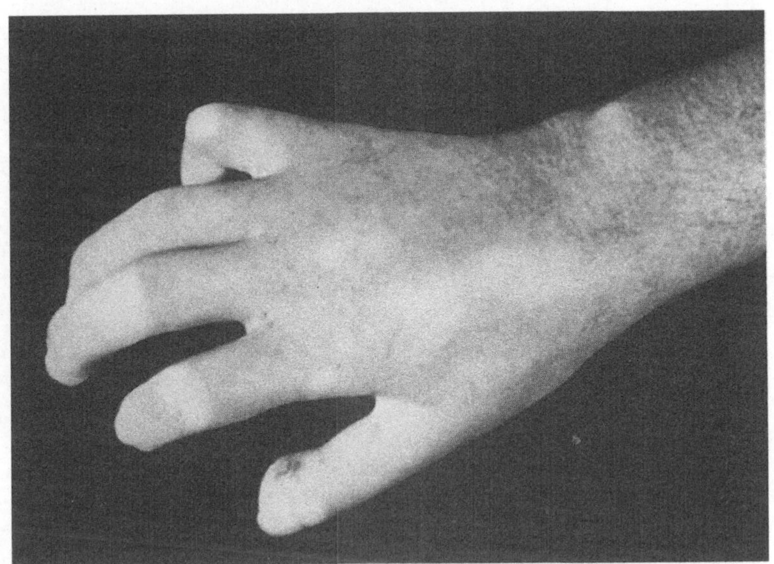

Abb. 10.12. *Sklerodermie.* Schwellung, Verdickung und straffe Atrophie der Haut, die sich auf der Unterlage nicht verschieben läßt, sowie Pigmentveränderungen. Generalisierte Bindegewebs- und Gefäßerkrankung, die sich an den Händen, dem Gesicht, welches maskenartig starr erscheint, sowie dem Stamm manifestiert. Häufig werden auch die gastrointestinalen Schleimhäute befallen, insbesondere die Speiseröhre (80%). *Schluckbeschwerden* können in der Initialphase fehlen

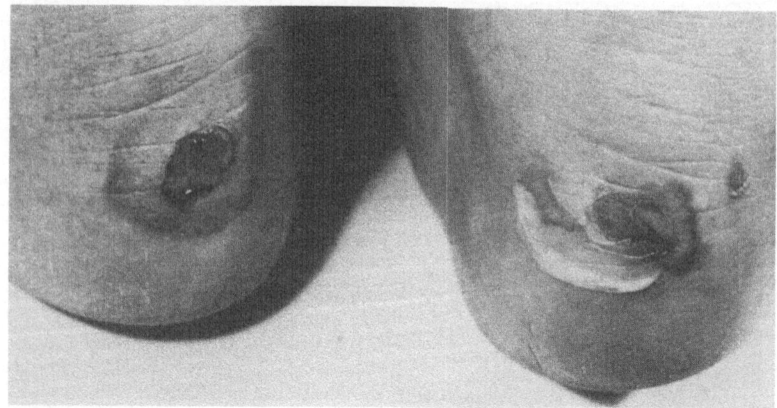

Abb. 10.13. *Epidermolysis bullosa.* Durch geringe Traumen ausgelöste Blasenbildung an der Haut und an den Schleimhäuten. Leichtere Verlaufsformen der hereditären Erkrankung werden nicht selten verkannt: Dieser Patient klagte über eine verstärkte Blasenbildung beim Wandern. Prädilektionsstelle ist auch die Speiseröhre. Hier können durch Blasen Schluckbeschwerden entstehen

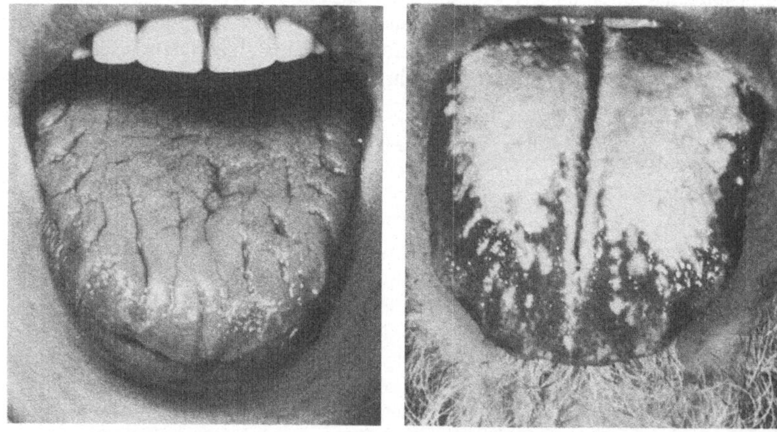

Abb. 10.14. *Lingua scrotalis (links)* und *Kandidose der Zunge (rechts).* Veränderungen der Zunge als „Spiegel des Magens" usw. wurden früher überbewertet. Eine zerklüftete Oberfläche wie hier *links* dargestellt, hat keinen besonderen Krankheitswert. Ein auffälliger Zungenbelag kann pathologische Bedeutung haben, wenn wie hier auf dem *rechten Bild* eine Schleimhautentzündung als Ursache deutlich wird. Es handelte sich um eine Infektion mit Candida albicans, die auch die Speiseröhre betraf

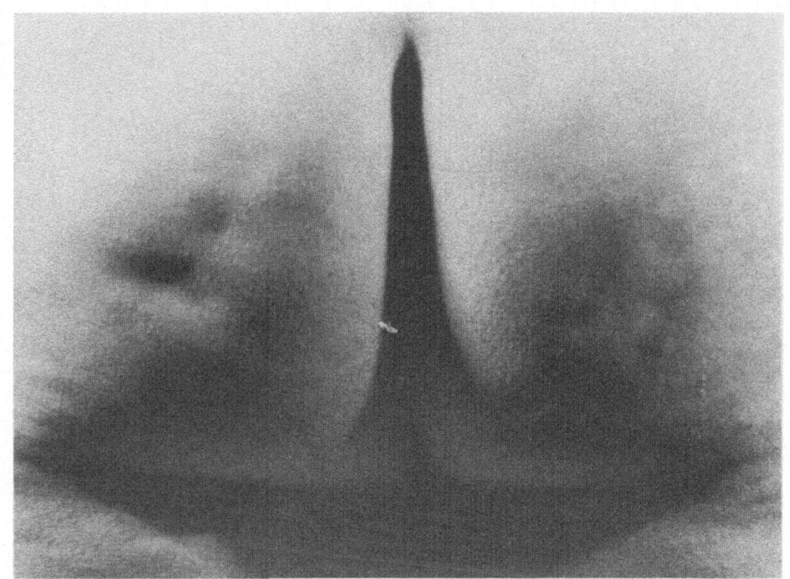

Abb. 10.15. *Pannikulitis.* Blaurote, knotige Erhebungen im Unterhautzellgewebe, welche (wie hier) unter Bildung von Dellen abheilen. Man findet bei diesen Fällen gehäuft Pankreaserkrankungen (Entzündung bzw. Karzinom). Pathogenetisch sollen im Blut zirkulierende lipolytische Enzyme des Pankreas eine Rolle spielen, indem sie eine Nekrose der Fettzellen herbeiführen. Differentialdiagnostisch kommt ein Erythema nodosum in Betracht.
Weitere Zeichen bei Pankreaserkrankungen sind wandernde oberflächliche Thrombophlebitiden, tiefe Venenthrombosen sowie – im Rahmen schwerer Entzündungen – eine bläulich-livide Marmorierung in der Umgebung des Nabels (Gitterzyanose) bzw. flächenhafte zyanotische Verfärbungen der Bauchhaut (Cullen-Phänomen)

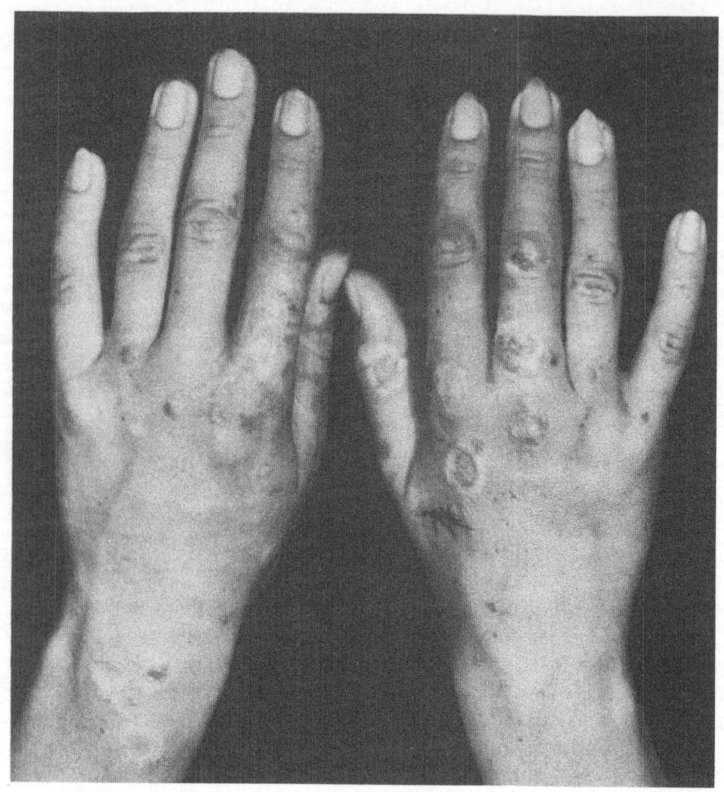

Abb. 10.16. *Porphyria cutanea tarda.* Blasen mit hämorrhagischem Inhalt, Narben, Milien sowie Pigmentationen an den belichteten Stellen, insbesondere Handrücken, Gesicht, Nacken.

Da die Blasen nicht nur durch Lichteinwirkung, sondern auch durch mechanische Reize entstehen, ist eine Verwechslung mit der Epidermolysis bullosa (Abb. 10.13) möglich. Als Folge der Porphyrinstoffwechselstörung erhält der Urin eine burgunder- bis braunrote Farbe. Regelmäßig findet sich eine Hepatopathie mit erhöhtem Eisengehalt sowie Fluoreszenz des Leberparenchyms

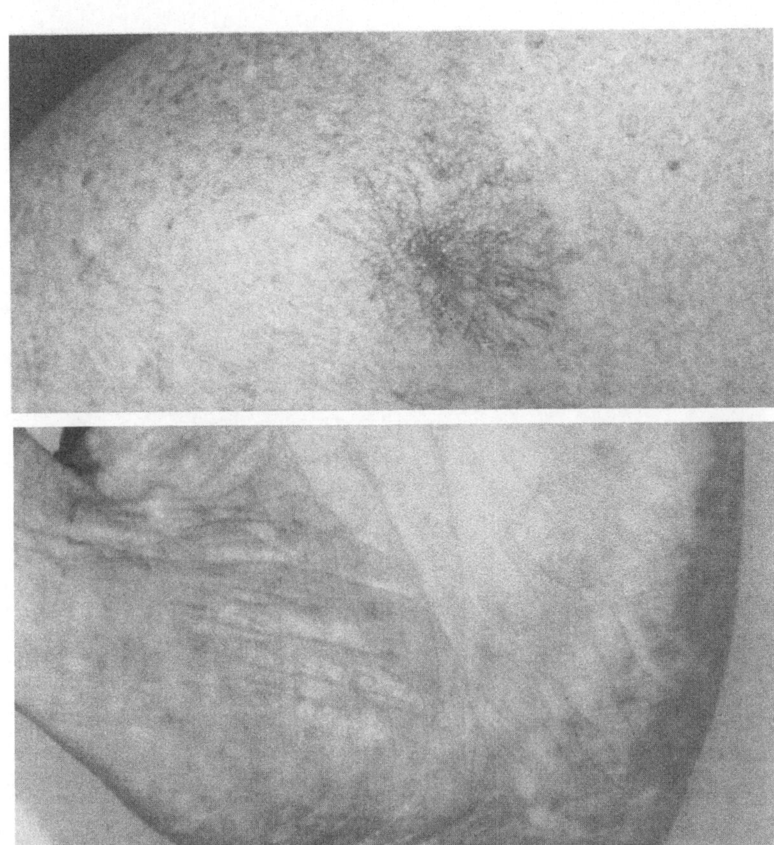

Abb. 10.17. *Gefäßspinne (oben)* und *Palmarerythem (unten)* bei *Leberzirrhose*. Das zentrale Gefäß der „Spinne" erscheint meist leicht erhaben und pulsierend. Durch Kompression kommt es zur Anämisierung der feinen Gefäße. Gefäßspinnen findet man bisweilen ohne besonderen Krankheitswert bei Kindern, Adoleszenten oder Schwangeren. Fehlt das zentrale Gefäß so spricht man von „Geldscheinhaut". (Dermatologische Zeichen der chronischen Lebererkrankungen sind auch in Abb. 9.2 dargestellt)

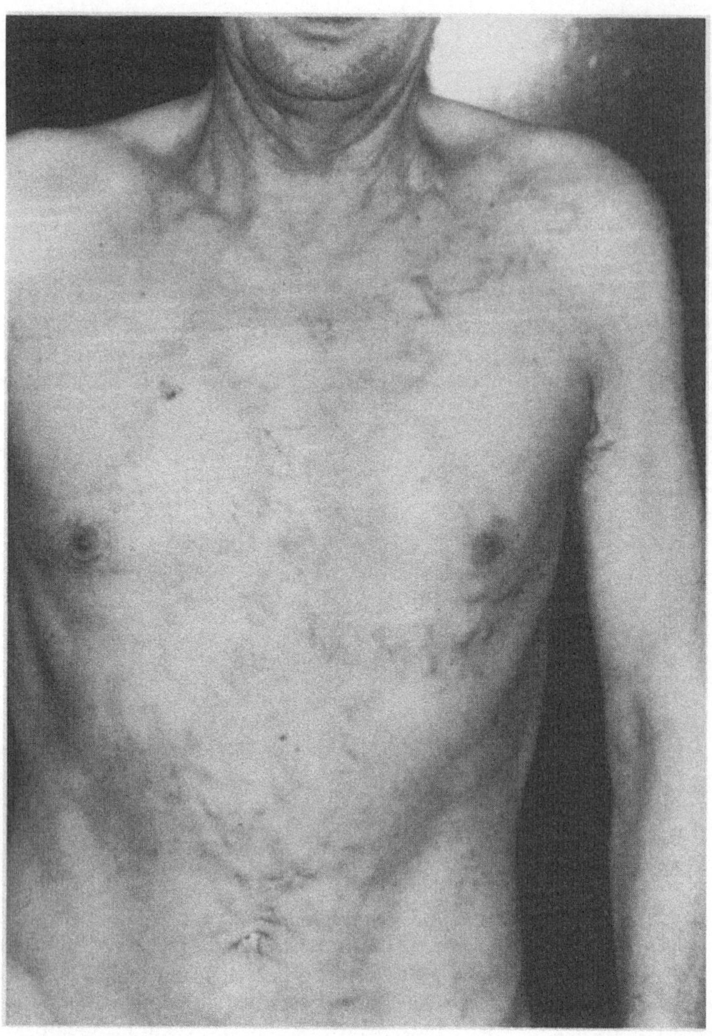

Abb. 10.18. Erweiterung der Bauchhautvenen *(Caput medusae)* bei Thrombose der intrahepatischen Pfortaderäste (Cruveilhier-Baumgarten-Syndrom). Als Folge des portalen Hypertonus beobachtet man diese Veränderung nur selten. Voraussetzung dazu ist die erhaltene Durchgängigkeit der Nabelvenen. Ein prähepatischer Block führt nicht zu einem Caput medusae

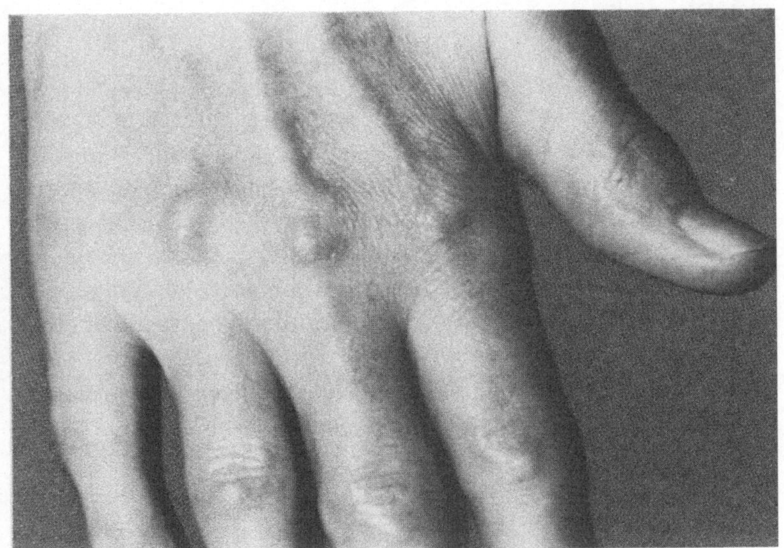

Abb. 10.19. *Xanthome.* Gelbe subkutane Knoten an Ellbögen, Knien, Fersen, Fingergrundgelenken und Sehnen durch Einlagerung von Cholesterin. Diese Patientin hatte wegen einer primär biliären Zirrhose einen Serumcholesterinspiegel von 885 mg/dl. Außerdem klagte sie über quälenden Juckreiz

10.4 Diagnostik

Jede dermatologische Veränderung bei Patienten mit gastroenterologischen Beschwerden sollte an mögliche Zusammenhänge denken lassen. Je nach der Art des Befundes (Pigmentanomalie, Blutgefäßveränderung, Erythem, Blasen, geänderte Nagelform bzw. -farbe) kommen verschiedene Erkrankungen in Betracht. Eine systematisierte Zusammenstellung findet sich unter 10.3.2. Mögliche Hauterkrankungen bei den verschiedenen gastrointestinalen Symptomen sind unter 10.3.1 aufgeführt. Die Kenntnis der typischen Symptomassoziationen kann für die Diagnostik sehr hilfreich sein; zur weiteren Klärung kommen dann die für die jeweiligen gastrointestinalen Symptome aufgestellten Richtlinien in Betracht.

Literatur

1. Alkiewicz J, Pfister R (1976) Atlas der Nagelkrankheiten. Schattauer, Stuttgart New York
2. Ask-Upmark E (1969) Bedside medicine, 2nd edn. Almqvist & Wiksell, Stockholm
3. Bohnstedt RM (1965) Krankheitssymptome an der Haut, 2. Aufl. Thieme, Stuttgart
4. Braverman IM (1981) Skin signs of systemic disease, 2nd edn. Saunders, Philadelphia London Toronto Sydney
5. Reichardt F, Vogt HJ (1975) Anorectaler Symptomenkomplex bei Zoster sacralis. Hautarzt 26: 383–384
6. Ritter U (1982) Acanthosis nigricans maligna-Neoplasie des Gastrointestinaltrakts. Z Gastroenterol 20: 368–372
7. Shuster S, Marks J (1970) Systemic effects of skin disease. Heinemann, London

Sachverzeichnis